陕西出版资金资助项目

病人的十万个为什么

熊利泽◎ 总主编

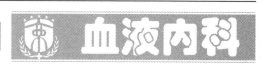

主 编 陈协群

U0306975

第四军医大学出版社·西安

图书在版编目（CIP）数据

病人的十万个为什么. 血液内科/陈协群主编. —西安：第四军医大学
出版社，2014.6

ISBN 978 - 7 - 5662 - 0513 - 1

Ⅰ.①血… Ⅱ.①陈… Ⅲ.①血液病 - 诊疗 - 问题解答
Ⅳ.①R552 - 44

中国版本图书馆 CIP 数据核字（2014）第 146302 号

bingren de shiwange weishenme · xueyeneike

病人的十万个为什么·血液内科

出版人：富 明　　策 划：薛保勤 土丽艳　　责任编辑：汪 英 杨耀锦

出版发行：第四军医大学出版社
　　　　　地址：西安市长乐西路 17 号　邮编：710032
　　　　　电话：029 - 84776765　　　传真：029 - 84776764
　　　　　网址：http：//press. fmmu. edu. cn

制版：新纪元文化传播
印刷：西安市建明工贸有限责任公司
版次：2014 年 6 月第 1 版　2014 年 6 月第 1 次印刷
开本：720×1020　1/16　印张：10.5　字数：130 千字
书号：ISBN 978 - 7 - 5662 - 0513 - 1/R · 1391
定价：19.80 元

《病人的十万个为什么》

丛 书 编 委 会

总 主 编　熊利泽

副总主编　扈国栋　富　明

编　　委　(按姓氏笔画排序)

　　　　　王晓明　王海昌　师建国　刘文超

　　　　　孙　新　孙世仁　李　锋　李志奎

　　　　　吴开春　吴振彪　陈必良　陈协群

　　　　　赵　钢　郭树忠　姬秋和　雷　伟

　　　　　谭庆荣

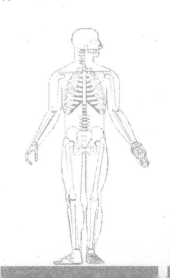

《病人的十万个为什么·血液内科》

编 委 会

主　编　陈协群
副主编　白庆咸　梁　蓉　张　涛　杨　岚
编　者　（按姓氏笔画排序）
　　　　顾宏涛　高广勋　董宝侠　舒汩汩

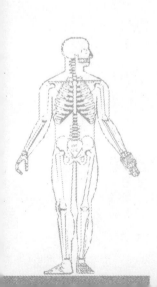

序

爱护从了解开始

薛保勤

　　人最应该了解的是自己,不仅是智力、情绪、情感,还有身体。我们常常这样说。常常,我们自觉不自觉地忽略了这一点。

　　你如果爱护自己,就从了解开始。准确地认识你的身体、了解你的身体,进而清醒地、科学地应对身体出现的大病小疾,这就是我们常说的大众医学生活常识。医学不应该是医生的专利。人是病的主体,病人也应该了解医学。人应该具备了解疾病的自觉并掌握预防治疗疾病的基本常识。

　　大约正是基于此,我和第四军医大学出版社的同志们共同设计、策划了《病人的十万个为什么》。作为医学的门外汉,为本书写序不合适;作为本书的策划者之一,我又有写点什么的责任。一位社会医学管理专家曾告诉我:医疗信息的不对称、医疗知识的不对称、医疗常识的不对称,也是看病难、看病贵的重要原因之一。这话不无道理。可以这么说,疾病预防和治疗知识的普及，也是社会文明程度提高的标志之一。若如此，我们的医院就会大大减少"流量"，我们的医生就不需要花费大量的时间去为病人从基本的医疗常识讲起，我们的病人就会大大减少盲目问诊、盲目吃药，减少小病大医的"浪费"和大病误医的"风险"。这也是丛书出版的初衷。

我为这套丛书豪华的写作阵容而感动。他们都是我国医学界各学科的顶尖专家，他们在百忙中带领各自的团队完成了这套医疗科普丛书。我曾在西京医院的会议室见到他们身着白大褂急匆匆地从手术室赶来参加丛书启动仪式的场景，我为顶尖专家撰写医学科普类大众图书而感动。

这套书要出版了，可喜可贺。它凝聚了上百位医学专家长达两年的心血。他们以丰富的临床经验，精准地聚焦病人的需求，清醒地指出病人面对疾病可能出现的各种问题，用简洁生动、循循善诱、通俗易懂的方式给予解答和帮助。书中列举的所有问题是出版社的同志们从上千位病人的问卷调查和临床表现中提炼出的，都是长期困扰病人的一些普遍性问题，有很强的针对性。

《病人的十万个为什么》就要出版了，希望它成为您的良师益友。

前言

健康——医生与病人共同的追求

熊利泽

医生看病，大致遵循以下三个原则：一是最新的科学研究证据和临床专家所指定的诊断和治疗指南，二是医生自己的临床经验，三是病人及家属的意愿。此三方面，病人的意愿最容易受到忽视。因为在有限的交流时间内，医生更多的是从专业角度询问和诊治，常常忽略了病人的体验和感受。

然而，生命的进化是以亿万年为单位的，医学的发展尤其是西医的发展却只有短短的几百年。以人类在几百年时间所掌握的知识来解释和应对亿万年演进而来的生命，不但牵强，甚至有些苍白无力。医生的职责，如 Trudeau 医师的墓志铭所言："有时是治愈；常常是帮助；总是去安慰。"因此，医生应该是在循证医学的指导下，帮助别人恢复健康。病人知道得越多，对医生以及疾病的治疗越有帮助。另一方面，随着经济发展和社会进步，人们的健康意识不断增强，对健康知识与信息的需求也逐渐增大。但是，在信息大爆炸的背景之下，提供给病人的信息过于纷繁复杂，要么太过专业，让病人摸不着头脑；要么良莠不齐，误导了病人。

对于病人及其家属来说，咨询专业医生仍是获取准确医学信息最有效和最直接的途径。但是鉴于以下原因，往往收效甚微：

第一，门诊人数众多且时间有限，医生没有足够时间和每位病人充分沟通，无法解答病人的所有疑惑。

第二，多数病人缺乏医学背景，在短时间内无法理解和掌握专业的医学知识，最终仍在心中留有疑问。

通过一套通俗易懂的健康丛书，想病人所想，帮助病人了解更多关于疾病最直接、最有用的医学知识。这就是我们编写《病人的十万个为什么》的初衷。

医疗的目的就是保障人体健康，必须从治疗与预防这两方面介入，如果仅着眼于治疗而不重视预防，犹如按下葫芦还会浮起瓢。通过传统医学与预防医学和健康管理的互补，可以达到"上工治未病"的效果。只有使处于"医患共同体"中的医生意识到，应该在病人没得病的"未病"阶段，即负起让人免于患病的职责，才能从更广义的角度实现医生维护人类健康与长寿的使命。也许，这才是医院真正的职责所在。

作为连续数年在权威的中国最佳医院排行榜上名列前茅的医院之一，西京医院一直坚持自己的公益属性，即用最低的成本，为病人提供最优质的服务。我们还通过创新和培训，提高我们的服务能力；并通过对西京医院半个多世纪临床工作经验的总结，出版《西京临床工作手册》丛书，以期逐步建立具有西京特色、可以在全国推广的"西京规范"和"西京路径"。另一方面，我们充分利用自身资源，积极投身于"普及全民健康"事业。建立"西京医疗救助基金"，为贫困人群提供救助；开展"西京健康公益大讲堂"系列活动，向病人普及疾病治疗、预防和保健知识；另外，各个科室也不定期组织各种类型的"健康讲座"等活动。

这些活动虽然在普及健康知识方面取得了一定成效，但是传播范围有限，无法让更多的人获益，不得不说是一个缺憾。所以，当第四军医大学出版社提出编写《病人的十万个为什么》系列丛书时，与我不谋而合，与西京医院的目标不谋而合。我深知这套医学普及图书的价值之重、意义之大，于是欣然接受！

为编好这套丛书，我们与出版社共同设计了编写路径，着眼点并不仅仅是健康宣教，而是更加关注病人的体验。编写工作开始前，我们先后组织了两次调查。第一次在社区内进行，以问卷形式展开，有针对性地收集病人对于疾病的关注点。第二次在医院住院部与门诊展开，采用自由提问的形式收集病人及家属最想要了解的关于疾病的问题。最后，综合两次调查结果，结合编写人员在多年临床工作中常被问及的问题和体验，经过修改、整理，最终确定问题，并开始编写。编写过程中，医生在答完问题后，请病人和家属阅读答案，反复修改至病人清楚明了。此外，我们还设计了"医生叮嘱"模块，对病人在就诊、用药和日常生活中须注意的事项给予细心的提醒。

本套丛书第一季共10个分册即将付梓，第二季6个分册将于 2015 年 1 月出版。感谢所有参与编写的工作人员，感谢陕西出版资金的资助，更要特别感谢参与编写的病人及家属。在现今日趋老龄化、竞争及工作压力不断增强的社会状态下，如果本书对您的健康能够提供些许有益的启示，我们将备感荣幸。我们虽尽力而为，仍不免留有缺憾与瑕疵，希望广大读者能够提出宝贵意见，以便使《病人的十万个为什么》不断完善！

Contents 目录

急性白血病 ///////////

慢性淋巴细胞白血病 ////////

贫　血 ////////

骨髓增生异常综合征 //////////

骨髓增殖性疾病 ////////

白细胞减少症 //////////

出血性疾病 //////////

多发性骨髓瘤 //////////

造血干细胞移植 ///////////

骨髓穿刺 ///////////

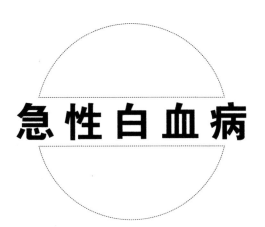

急 性 白 血 病

典型表现

　　起病急骤或缓慢，儿童及青少年病人多起病急骤。常见的首发症状包括发热、进行性贫血、显著的出血倾向或骨关节疼痛等。起病缓慢者以老年及部分青年病人居多，病情逐渐进展。此类病人多以进行性疲乏无力，面色苍白、劳累后心慌气短，食欲缺乏，体重减轻或不明原因发热等为首发症状。此外，少数病人可以抽搐、失明、牙痛、齿龈肿胀、心包积液、双下肢截瘫等为首发症状起病。

1. 什么是白血病?

白血病是一类造血干祖细胞来源的恶性克隆性血液系统疾病，根据发病病程和细胞的分化程度，可分为急性白血病和慢性白血病。急性白血病临床以感染、出血、贫血和髓外组织器官浸润为主要表现，病情进展迅速，自然病程仅有数周至数月。一般根据白细胞系列归属急性白血病又分为急性髓系白血病(AML)和急性淋巴细胞白血病(ALL)两大类。我国白血病发病率 3.0 ～ 4.0/10 万。在最新的国际恶性肿瘤死亡率的统计中，白血病在男、女性中分别升至第 5 和第 7 位，而在 35 岁以下人群中居首位。由于该疾病进展迅速，病人通常在患病数周或数月内死亡。但是，经过即时的现代治疗，已有不少病人的病情得到缓解，乃至长期存活。

2. 哪些因素可能会导致急性白血病?

（1）化学物质　化学物质，如苯、二苯蒽、苯芘等对人体造血系统有一定的影响，不仅能够损害人体的健康，若长期接触，还会引发一些恶性疾病，急性白血病就是其中一种。

（2）遗传因素　研究发现，急性白血病的发生存在一定的遗传原因。有人统计分析了同一家族中发生好几例白血病病人的情况，认为其中可能有遗传因素存在。在一些先天遗传性疾病如先天性愚型中，也比较容易发生白血病。在同卵的双生子中，一方发生白血病，另一方发生白血病的几率高达 25%。这些例子都说明在白血病发病过程中，有遗传因素存在的可能。

（3）病毒因素　病毒对人体有伤害，有些病毒对人体的血液健康造成一定的影响，若是长期受到侵害，不仅会损害血液的健康，严重时还会导致疾病的发生。但是，该类疾病不具有传染性。

（4）辐射　在日常生活中，人类难免会接触一些具有辐射性的物质，如电离、X射线等，经常接触这些物质会损害身体健康，而且会增加患急性白血病的风险。这主要与放射数量的大小及照射的部位有一定的关系。若一次接受的数量比较大或者是时间比较久的话，便会导致疾病的发生。

3. 有哪些症状提示可能是患了急性白血病?

（1）贫血。发病开始即有不同程度的贫血，贫血多为正细胞正色素性，常见面色苍白、疲乏、困倦、软弱无力、头痛、心悸、耳鸣、胸闷、听力及视力减退等症状，呈进行性发展，与贫血严重程度相关。贫血的原因主要是正常红细胞的增殖被白细胞增殖所抑制。

（2）出血。半数以上的病人有出血，程度轻重不一，部位可遍及全身，以牙龈出血、鼻出血、皮肤瘀点或瘀斑以及女性月经过多为常见症状。视网膜出血可致视力减退或失明，颅内出血可致头痛、恶心、呕吐、瞳孔不等大，甚至昏迷、死亡。出血主要是血小板明显减少，血小板功能异常、凝血因子减少、白细胞浸润、细菌毒素等均可损伤血管而引起出血。急性早幼粒细胞白血病常伴有弥散性血管内凝血（DIC）而出现全身广泛出血。

（3）发热。多数病人诊断时有不同程度的发热。白血病本身可以导致病人低热、盗汗，化疗后病人体温可恢复，较高发热常提示继发感染，尤其是那些体温在39℃～41℃的病人。由于肿瘤细胞在骨髓中的聚积，正常的造血功能受到抑制，病人出现中性粒细胞减少甚至缺乏，加上自身免疫功能减退，极易出现各种感染。常见的感染是牙龈炎、口腔炎、咽峡炎、上呼吸道感染、肺炎、肠炎、肛周炎及尿路感染等，严重感染有败血症等。

（4）浸润。

4. 如何精细诊断急性白血病？

诊断急性白血病必须进行骨髓检查，细胞形态学结合组织化学染色是诊断的第一步，临床特征结合细胞形态学、免疫学、细胞遗传学、分子生物学（MICM 分型）的世界卫生组织（WHO）分型将使急性白血病的诊断分型更科学、更精确，对于指导临床个体化治疗和判断预后具有十分重要的意义。如 AML 除了发病时的白细胞数目、病人年龄、细胞学类型、免疫学分型外，最关键的是取决于发病时的细胞遗传学类型（染色体异常）和分子生物学类型（基因突变类型等改变）。依据细胞遗传学和分子生物学危险度分层的治疗是目前治愈 AML 的最科学的方法，换句话说就是按照细胞遗传学和分子生物学类型的不同，采取不同的治疗方法，才有可能治愈急性髓系白血病。

5. 急性白血病有哪些类型？

急性白血病主要分为急性髓系白血病（AML）和急性淋巴细胞白血病（ALL）两大类。最新的 WHO 分类方案中根据细胞或分子遗传学异常对急性髓系白血病和急性淋巴细胞白血病进行了详细的分型，美国国家综合癌症网络（NCCN）指南中根据细胞遗传学和分子突变对急性髓系白血病进行了危险度分层，用于指导治疗和判断预后。

6. 急性白血病会导致生命危险吗？

白血病是血液中的癌症，给病人的生命安全造成很大的威胁。如果不重视早期急性白血病的治疗，后果不堪设想，病人病情发展到一定程度就会出现神经系统的障碍，如出现头痛、头晕、失眠、记忆力减退等等，严重时可出现昏厥、神志模糊或痴呆等症状，维生素 B_{12} 不足引发的贫血常伴肢体麻木、感觉障碍。最后该病也可引起心脑血管疾病，以活动后心慌、气短最为常见，部分严重贫血病人还可出现心绞痛、心力衰竭。

7. 如何治疗急性白血病？

急性白血病总的治疗原则是消灭白细胞群体和控制白细胞的大量增生，解除因白细胞浸润而引起的各种临床表现。主要分为诱导缓解治疗和缓解后巩固强化维持治疗，成人急性白血病是一组异质性很强的疾病，目前往往根据不同预后危险度分层选择个体化治疗方案和策略，这对于提高疗效非常重要，缓解后治疗是病人长期生存的关键，国内外均有诊疗的共识和指南。另外，一旦初治病人的临床和病理特征表现为急性早幼粒细胞白血病，可不等分子学诊断，尽早使用全反式维甲酸。如果检查明确没有 t（15；17）异位，则需要停用全反式维甲酸而按照急性髓系白血病进行治疗。

8. 急性白血病能治愈吗？

白血病一经确诊，应立即进行治疗，特别是急性白血病，进行化学治疗是完全必要的，它可以在短时间内极大地减少白细胞数量，使正常造血功能恢复，最终使白血病完全缓解。如果经济情况允许，化疗达到完全缓解可以考虑造血干细胞移植，一般情况花费 30 万 ~ 50 万元。不管是化疗还是造血干细胞移植，一般达到完全缓解后 5 年内不复发就算治愈，这跟病情、白血病类型、病人的身体条件、治疗方案等都有关系。其中急性早幼粒细胞白血病（急性髓系白血病 M_3 型）目前由于有靶向的治疗药物，因此可以算是能治愈的疾病。

如根据诊断、危险分层和治疗情况，目前将非急性早幼粒细胞白血病分为 3 组：

（1）好的细胞遗传学和分子生物学类型包括：inv（16）无 KIT 基因突变或 t（8；21）无 KIT 基因突变或 NPM1（+）/FLT3ITD（-），通过化疗可以治愈。

（2）差的细胞遗传学和分子生物学类型 FLT 基因突变、KIT 基因突变及不利染色体核型。只有通过异基因造血干细胞移植才有可能治愈。

（3）中间预后因素类型 NPM（-）、FLT3ITD（-），染色体核型正常等。可以异基因造血干细胞移植，也可以常规化疗或试验性治疗。

9. 各个类型的急性白血病的预后如何?

急性淋巴细胞白血病若不进行针对性治疗，一般多在 6 个月内死亡，平均病程 3 个月。近 20 年来，由于联合化疗的采用和支持疗法的加强，加之对中枢神经系统白血病的积极预防，预后有了明显改善。特别是在儿童病人中更显突出，儿童病人首次完全缓解率高达 90% 以上，5 年生存率可达 50%。一般认为，高危患儿较标危患儿预后差。而成人病人首次完全缓解率则低于儿童，一般为 60% ~ 80%，5 年生存率可达 20% 左右。异基因骨髓移植的病人生存率可提高到 50% 以上，自体骨髓移植稍低。影响预后的因素主要有如下几方面：

（1）发病时外周血细胞总数高者（>25×10⁹个/升）提示预后不良。

（2）伴有 Ph 阳性，免疫表型为 B 细胞型，或伴有髓系抗原的表达，形态学为 L3 型者，均为预后不佳的指标。

（3）在 4 周内能取得缓解的病人预后较好，而超过 4 周缓解者预后较差。

10. 哪些急性白血病需要进行造血干细胞移植?

造血干细胞移植是为了克服单纯放、化疗效果的不足而发展起来的新技术，它不仅使放、化疗剂量增加到常规化疗的 3 ~ 5 倍，给白细胞以致命打击，又能通过移植重建造血和免疫功能。重建的免疫功能有别于病人的免疫功能，具有抗白血病（肿瘤）作用，可进一步彻底清除残留白血病或肿瘤细胞，虽有一定的移植相关死亡几率，但由于移植后白血病复发率减低，因而病人总的无病生存率仍高于化疗，有机会得到根治。

至于如何选择病人，采用何种移植方式、何时移植，应该在综合评价后，才能做出正确决定。一般来说，对于预后相对不良的难治性急性白血病病人，如年龄在 50 岁以下（自体移植 60 岁以下）、重要脏器功能正常、有 HLA 配型相合的供者，均须尽早移植，方有治愈的希望。对供者的选择，应首选同胞间全相合，次选非亲缘关系全相合供者和亲属半相合。对供髓者来说，一般无不良反应及远期影响，如同献血一样。急性早幼粒细胞白血病等具有重现染色体异常的急性髓系白血病病人及急性淋巴细胞白血病低危儿童，由于常规化疗可取得良好效果，因而异基因造血干细胞移植仅作为复发后的二线治疗手段。

11. 急性白血病化疗期间有何不良反应?

急性白血病化疗是一个比较痛苦、有风险的治疗过程，它在杀灭急性白血病细胞的同时，对造血系统，胃肠道、心、肝、肺、肾、神经、皮肤的正常细胞也会造成不同程度的损伤，产生明显的不良反应。面对不得不进行的化疗，病人和家属要对化疗可能出现的毒副反应有事先的预知，有了这些知识对克服盲目的恐惧心理和盲目的忍耐心理，出现毒副反应知道用什么办法缓解有很大帮助，从而积极配合治疗，使化疗顺利进行或巩固化疗成果，延长缓解期。最常见而主要的毒副作用有以下几方面：

（1）静脉注射化疗药物操作不慎药液外漏可引起局部组织坏死和栓塞性静脉炎。因此，医护人员必须十分仔细，认真加以预防。

（2）骨髓抑制。各种抗肿瘤药物对骨髓的抑制程度、出现快慢、持续时间都不相同。一般化疗引起的骨髓抑制，突出的表现为白细胞、血小板减少，只要造血干细胞未受严重影响，此间血象及骨髓的变化是暂时的，可恢复的。可使用升血造血因子药物。

（3）胃肠道反应。几乎是所有抗白血病药物均能导致程度不等的胃肠道症状，表现为食欲不振、恶心、呕吐、腹痛、腹泻，甚至便血。上述反应可由药物刺激引起，也可以由于增殖旺盛的胃肠黏膜上皮细胞受药物损害所致。胃肠道反应一般不影响治疗，近年来随着中枢镇吐药物的应用，已在很大程度上控制或减轻了胃肠道反应，对于极个别出现频繁腹泻或血样便的病人，则需停药观察并予以相应的积极治疗。

（4）免疫抑制。化疗对机体的免疫功能有着不同程度的抑制作用，这也是化疗后病人易于感染或感染不易控制的原因之一。

（5）不同程度地损害肝细胞，出现谷丙转氨酶增高、胆红素上升、肝大、肝区疼痛、黄疸等，严重的会引起肝硬化、凝血机制障碍等，所以在用药前和用药过程中，要检查肝功能，及时发现问题，及时解决，必要时停止化疗。

（6）有些化疗药物对心血管系统有毒性作用，严重的可发生心力衰竭。所以用药前及用药中应检查心电图，发现异常立即停药，及时治疗。对有心脏病变的病人，应避免使用对心脏有毒性作用的化疗药物。

（7）泌尿系统的毒性作用和不良反应表现有蛋白尿、少尿或无尿，有的发生血尿。为了能够清楚了解病人的肾功能，在用药前和用药过程中均要定期检查，发现问题，及时治疗。在治疗时要多饮水，使每天尿量在 2000 ~ 3000 毫升。

（8）某些药物可影响生育，导致畸胎。在化疗期间，男性病人应节育，女性病人如有妊娠应中止或避免化疗，一般停药后生育功能可恢复正常。

（9）脱发。并不是所有的病人都会出现，且一般病人停药后，脱掉的头发会重新长出。

12. 急性白血病化疗有何并发症？如何治疗？

（1）感染的防治　病区中最好有"无菌"病室或区域，病人应注意口腔、鼻咽部、肛门周围皮肤卫生，防止黏膜溃疡、糜烂、出血，一旦出现要及时地对症处理。对已存在感染的病人，治疗前应做细菌培养及药敏试验等检查，以便选择有效抗生素治疗。

（2）纠正贫血　显著贫血者可酌情输注红细胞或新鲜全血。

（3）控制出血　对白血病病人采取化疗，使该病得到缓解。但化疗缓解前易发生由于血小板减少而引起的出血，可用止血药物预防。有严重的出血时输注新鲜血小板。急性白血病（尤其是早幼粒）易并发弥散性血管内凝血（DIC），一经确诊要迅速用全反式维甲酸治疗，当 DIC 合并纤维蛋白溶解时，输注新鲜纤维蛋白原、血浆或冷沉淀。必要时用肝素和抗纤维蛋白溶解药治疗。

（4）高尿酸血症的防治　要特别注意尿量，并查尿沉渣和测定尿酸浓度，在治疗上除鼓励病人多饮水外，要每天给予别嘌呤醇 10 毫克／千克，分 3 次口服；当血尿酸 >59 微摩尔／升时需要大量输液和碱化尿液。

13. 老年体质弱的急性白血病病人能化疗吗？

老年人体质弱，身体比较差，化疗风险较大。化疗尽管有风险，但是它是唯一可以使白血病得到缓解，甚至治愈的方法（即使做移植手术，手术之前也需要进行化疗）。但是如果不化疗，白血病病人最终会死亡。权衡利弊，尽管化疗对老年人有较大风险，但大多数病人是可以耐受的，能够顺利度过危险期（除非个别病人有较严重的并发症而不适合化疗）。当然，老年人选择化疗的时候，要选择适合的方案，剂量要小，支持治疗要强，以降低化疗的风险，这一点医生是能够把握的。

14. 急性白血病病人为什么要做腰椎穿刺?

腰椎穿刺（即腰穿）是临床上常用的检查手段之一，尤其在诊断神经系统疾病中使用较多。由于腰穿时要抽取少量脑脊液做检查，可能会使脑脊液压力受到一定影响，尤其是当病人患有颅内高压时，有产生脑疝的危险。因此，对有颅内高压的病人，应该禁止做腰穿。一般情况下，腰穿后只需去枕平卧 6 小时即可。腰穿过程中可能会出现局部疼痛或下肢麻木等，通常在操作完成之后即可恢复，对人体基本没有什么影响，一般是比较安全的。

15. 急性白血病病人为什么要及早预防和治疗中枢神经系统病变?

中枢神经系统白血病是白细胞在中枢神经系统（包括大脑、小脑、脑干和脊髓）内增殖而发生的白血病病理变化，它使病人出现神经及精神的异常，引起头痛、恶心、呕吐、神经麻痹或偏瘫，甚至昏迷。它是白血病全身病变的一部分，多数发生在白血病的缓解期、复发期或晚期。由于在血管与脑脊液膜间存在着一种天然的组织屏障－血脑屏障，致使大多数经血管内给予的全身性化疗药物，难以自由通过此屏障并在脑脊液中达到有效的治疗浓度，从而使中枢神经系统成为白细胞的"庇护所"及复发根源。所以应该及早预防和治疗。

腰穿是诊断及防治中枢神经系统白血病的重要手段之一。通过测定脑脊液压力并检查脑脊液中的细胞数、蛋白和糖的含量来分析和诊断。如果在脑脊液中找到白细胞，则更是确诊的依据。对于无明显中枢神经系统白血病表现的病人，仍需要常规预防性地给予鞘内化疗。对于明确合并中枢神经系统白血病者，则更应定期进行腰穿，鞘内注射化疗药物。

综上所述，对于白血病病人，不管是从诊断方面还是从治疗方面，定期行腰椎穿刺是很有必要的。

16. 急性白血病复发除了化疗还有别的治疗方法吗？

急性白血病复发者主要治疗措施为化疗方案的调整，即增加化疗药物的剂量或换用原方案未使用过的药物。病人对挽救治疗反应与否很大程度决定于第一次完全缓解（CR_1）期的长短。CR_1期越长，获CR_2的几率越高。达完全缓解后有合适供者应行异基因造血干细胞移植，无条件者应行自体造血干细胞移植。早期复发的急淋治疗难度很大，长期生存率很低（不足10%），如能缓解后行异基因造血干细胞移植，可获得长期缓解。

17. 急性白血病病人在生活中如何预防感染？

（1）勤于洗手，特别是饭前以及上洗手间前、后。

（2）减少陪护人员及探视人员。远离患有感冒、流感、麻疹或水痘等传染病的人。

（3）避免去人多的地方，不要互串病房，化疗及化疗后请戴口罩。

（4）室内注意开窗通风，保持适宜的温度，睡眠时注意保暖。

（5）长期卧床的病人要经常翻身，改变体位，保持皮肤干燥并经常由下自上拍背，促使咳嗽和排痰，减少肺部感染的发生。

（6）如有尿急、尿频、尿痛、排尿困难、血尿等症状，及时报告医生。

（7）每次大便后及时坐浴。如果发生痔疮，或发生肛周感染，请及时报告医生，遵医嘱用药，切勿私自用药造成不良后果。

（8）保持皮肤完整。使用剪刀、针或刀时，注意不要划伤自己。不要用刮胡刀，最好使用电动剃须刀，以免划伤皮肤。

（9）勤刷牙、勤漱口，保持口腔清洁，使用柔软的牙刷，以免损伤牙龈。

（10）病室每天按时消毒。

18. 急性白血病病人在生活中如何预防出血?

（1）血液病病人行动要小心，防止碰撞挤压，肌注或静脉穿刺后应用消毒棉球压迫止血 5 分钟以上。

（2）当全身皮肤瘙痒时不要搔抓，有黑粪或呕血时及时报告医生。

（3）女性病人月经量过多时应通知医生给予处理。

（4）防止用力揉擦眼球，当视物模糊、视力有障碍时应安静休息，减少活动。

（5）尽量不用牙签剔牙，以免损伤牙龈及口腔黏膜。

（6）当血小板减少时，勿用手抠鼻痂，避免鼻黏膜干裂、破裂而造成鼻出血。鼻出血后不易止血，并且易引起感染。为防止鼻腔黏膜干裂，平时可用油剂（如中药复方薄荷油、维生素 E、鱼肝油）保护鼻腔黏膜；少量出血可用 3% 麻黄素棉球塞鼻，局部冷敷；严重出血时，用凡士林纱条填塞压迫止血。

（7）避免吃坚硬的水果和食物，如咬苹果、啃馒头、煎炸的鸡骨、猪排、鱼刺等，可预防口腔黏膜出血、食管静脉破裂出血和胃出血等。

（8）便秘、剧烈咳嗽可诱发和加重出血，注意保持大便通畅、预防呼吸道感染。

（9）当你出现剧烈头痛、恶心、呕吐、视物模糊时，请立即平卧休息并通知医务人员。

19. 急性白血病病人化疗期间的饮食应该注意什么?

（1）饮食宜清淡、少油、富有营养、易消化，可进少渣半流质饮食，忌食油腻、辛辣、腌制、熏制、难消化的食品，提高饮食的营养价值，保证营养的供给。

（2）少食多餐，化疗病人常有恶心、呕吐、食欲不振、口腔溃疡等。增加食物花样，以增进病人食欲。

（3）多食用富含维生素 A、维生素 C、维生素 E 的新鲜蔬菜、水果（如西红柿、小白菜、韭菜、荠菜、山楂、柑橘、鲜枣、猕猴桃、沙棘及柠檬等）及含有粗纤维的糙米、豆类等食物，以增加肠蠕动。新鲜水果必须洗净、削皮后再食用。

（4）多饮水，化疗病人饮水保证在 2000 ～ 3000 毫升 / 天，特别是每天清晨空腹饮一杯温开水。一方面可增加尿量，促进化疗毒素排出，减轻化疗毒副作用；另一方面可充分软化大便，易于排出。

（5）腹泻时，禁产气和易引起腹痛的食物如碳酸饮料、玉米、空心菜、豆类、甜品、糖果等，禁油腻食物及乳制品，少渣、低纤维饮食。

（6）保持室内空气清新、通风，按时避免引起不适的气味，如烟味、香水及消毒剂等异味。

（7）少量多次进餐、饮水，避免过饱。

（8）治疗和检查应在进食前完成。

（9）尽可能坐起来进餐、饮水，之后半小时再卧床。

20. 家属该如何护理急性白血病病人？

（1）精神护理。家属要使病人情绪安定，克服对疾病的悲观失望情绪，鼓励病人积极与疾病做斗争，更好地配合治疗。

（2）注意促进病人休息。特别是在病情不稳定未缓解的治疗期间，减少或避免探视，避免到公共场所活动。

（3）口腔及肛周清洁护理，督促病人每天用淡盐水、双氧水、呋喃西林含漱液或黄芩银花煎剂漱口，预防口腔感染；保持大小便通畅，注意清洁和卫生，预防皮肤黏膜的感染。可用败酱草、蒲公英煎水洗肛周。

（4）营养配餐。要让病人进食营养丰富、可口的食物，摄入维生素、蛋白质含量高的食物如新鲜蔬菜、鱼类、蛋类、大肉等，忌食辛辣之品，如葱、椒等。

（5）鼓励病人多饮水，吃新鲜水果，忌烟、酒。

（6）室内要保持空气新鲜，地面要清洁消毒，宜戴上口罩。

慢性淋巴细胞白血病

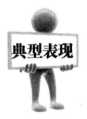

典型表现

　　①贫血，表现为乏力、头晕、面色苍白或活动后气促等。②反复感染且不易治好。③血小板进行性减少，有出血倾向：容易出血、出血不止、牙龈出血、大便出血及月经不规则出血等。④浅表淋巴结肿大，器官肿大（如肝、脾）的淋巴瘤样表现。⑤不明原因的消瘦及盗汗等。

21. 什么是慢性淋巴细胞白血病（CLL）?

慢性淋巴细胞白血病（CLL）是近似成熟淋巴细胞的恶性增生，侵犯淋巴结和其他淋巴组织及骨髓，致血中淋巴细胞增多伴免疫调节障碍、免疫球蛋白异常的一种慢性白血病。

22. 慢性淋巴细胞白血病的病因有哪些?

慢性淋巴细胞白血病的病因不详，目前尚无证据说明反转录病毒、电离辐射可引起该类型白血病，但发现几种因素与该病密切相关。

（1）遗传因素（30%）　有慢性淋巴细胞白血病或其他淋巴系统恶性疾病家族史者，直系亲属发病率较一般人群高3倍，慢性淋巴细胞白血病病人亲属的自身免疫病发生率也明显增加。

（2）染色体异常（50%）　约50%的慢性淋巴细胞白血病病人有染色体异常，且与病程有关，疾病早期染色体异常占20%左右，晚期病例可达70%，慢性淋巴细胞白血病受累的染色体常涉及免疫球蛋白编码基因或癌基因。

（3）发病时90%以上病人年龄在50岁以上，30岁以下病人罕见，男女比例在2:1以上。

23. 慢性淋巴细胞白血病会有哪些症状?

因为慢性淋巴细胞白血病进展比较缓慢，所以很多病人没有症状，尤其是早期的病人。随着疾病的进展，可出现消瘦、盗汗、乏力、面色苍白或活动后气促等不适。严重者出现反复感染，皮肤黏膜出血，肝、脾、淋巴结肿大等表现。

24. 是不是慢性淋巴细胞白血病病人都需要治疗?

慢性淋巴细胞白血病是一种惰性的淋巴系统肿瘤，病人可以维持无症状数月至数年，因此多数病人不需要治疗。但对于某些出现体重下降、乏力、持续发热等症状，红细胞、血小板明显降低，浅表淋巴结及器官进行性肿大的病人则需要治疗。

25. 慢性淋巴细胞白血病可采用什么方式治疗?

对于早期病例或病情稳定者，以观察为主，门诊定期复查。慢性淋巴细胞白血病的治疗方案主要是单药或联合化疗，具体方案取决于病人的症状、病情的严重程度、病人的化疗耐受程度及疾病的分子生物学类型等。

26. 中药能治疗慢性淋巴细胞白血病吗?

中药治疗白血病的优势在于对肿瘤有一定抑制作用，无副作用，能提高人体免疫力，减低化疗药物毒性，提高病人生存质量，延长病人生存时间，目前治疗白血病的中药种类较多，但质量良莠不齐，如何选择适合病人的药物呢? 首先建议病人先去正规医疗机构就诊，参考医生的用药建议。在自己选择药物时，应看好药物的适应证，多了解药物的临床应用情况，在选择购买时，应选择有批准文号的，以免买到假药。遵循说明书上的用药方法，用药期间注意饮食。

27. 慢性淋巴细胞白血病病人是否需要移植治疗?

理论上来说,移植治疗是治愈慢性淋巴细胞白血病的唯一治疗手段。但是考虑移植的风险及多数慢性淋巴细胞白血病为老年病人,因此,移植治疗一般不作为一线治疗。目前对于部分耐药病人或者具有特殊基因异常病人,结合家属意愿,可以考虑干细胞移植治疗。

28. 在应用氟达拉滨治疗慢性淋巴细胞白血病时,应注意哪些?

氟达拉滨主要副作用为血液和免疫毒性,要注意细菌、真菌及病毒感染,应给予较好的支持疗法。在应用氟达拉滨治疗期间如输血液制品必须进行血液制品的照射,防止免疫反应。

29. 慢性淋巴细胞白血病的治疗目标是什么?

改善临床症状,提高生活质量,适当延长寿命。

30. 利妥昔单抗治疗慢性淋巴细胞白血病的作用机理是什么?

利妥昔单抗为 CD20 单克隆抗体,可与 CLL 细胞的 CD20 抗原结合,通过补体依赖的细胞毒作用(CDCC)、抗体依赖的细胞毒作用(ADCC)以及诱导凋亡等途径杀伤肿瘤细胞,临床用于 $CD20^+$ 的 B 淋巴细胞肿瘤。

31. 异基因造血干细胞移植治疗慢性淋巴细胞白血病的适应证是什么？

（1）氟达拉滨耐药。

（2）具有 p53 基因异常的病人。

（3）伴 del（11q）病人，治疗达 PR 的病人。

（4）Richer 综合征病人。

慢性粒细胞白血病

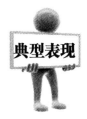

典型表现

　　起病缓慢，早期常无自觉症状，少数可有乏力、低热、多汗、盗汗、体重减轻等表现。病人常因偶尔发现血象异常或脾大而被确诊，脾大较为突出，严重者可达脐或脐以下。可因白细胞极度增高而出现呼吸窘迫、头晕、言语不清、中枢神经系统出血、阴茎异常勃起等表现。晚期可出现发热、虚弱、体重下降、脾大、胸骨和骨骼疼痛，出现贫血和出血。

本章问题由 **张涛** 医生回答

32. 什么是慢性粒细胞白血病?

慢性粒细胞白血病是一种骨髓增殖性疾病,其特点是粒系(包括已成熟的和幼稚阶段的粒细胞)产生过多。在疾病早期,这些细胞尚具有分化的能力,且骨髓造血功能是正常的。本病常于数年内保持稳定,最后转变为恶性程度更高的疾病,本病病人以 50 岁以上者居多,20 岁以下者罕见。

33. 慢性粒细胞白血病的发病原因有哪些?

(1)离子辐射(25%) 离子辐射可以使慢性粒细胞白血病发生率增高。在广岛和长崎原子弹爆炸后幸存者、接受脊椎放疗的强直性脊椎炎病人和接受放疗的宫颈癌病人中,CML 发病率与其他人群相比明显增高。

(2)长期接触苯或进行化疗(20%) 长期接触苯和接受化疗的各种肿瘤病人可发生慢性粒细胞白血病,提示某些化学物质亦与慢性粒细胞白血病的发生相关。慢性粒细胞白血病病人 HLA 抗原 CW3 和 CW4 频率增高,表明其可能是慢性粒细胞白血病的易感基因。

(3)其他(5%) 尽管有家族性慢性粒细胞白血病的报道,但慢性粒细胞白血病家族性聚集非常罕见,此外单合子双胞胎的其他成员中慢性粒细胞白血病发病无增高趋势,慢性粒细胞白血病病人的父母及子女均无慢性粒细胞白血病特征性 Ph 染色体,说明慢性粒细胞白血病是一种获得性白血病,与遗传因素无关。

34. 哪些人容易得慢性粒细胞白血病?

慢性粒细胞白血病是一种相对少见的恶性肿瘤,大约占所有癌症的0.3%,占成人白血病的20%;一般人群中,每10万个人中有1～2个人患有该病。慢性粒细胞白血病可以发生于任何年龄的人群,但以50岁以上的人群最常见,平均发病年龄为65岁,男性比女性更常见。

35. 慢性粒细胞白血病有哪些表现?

因为慢性粒细胞白血病进展比较缓慢,所以很多病人没有症状,尤其在早期的病人。随着疾病的进展,白血病破坏骨髓正常造血功能,浸润器官,引起了明显但非特异的症状。包含有:

（1）疾病早期（慢性期）　常无自觉症状,少数可有乏力、低热、多汗、盗汗、体重减轻等高代谢症候群、脾大,可达脐或脐以下。极少数病人有胸骨中下段压痛。

（2）疾病加速期　病人常有发热、虚弱、体重下降、脾大、胸骨疼痛、贫血和出血。

（3）疾病终末期（急变期）　贫血、出血进行性加重、反复感染、高热且不易治愈、体重下降、虚弱。

36. 慢性粒细胞白血病在治疗上应该注意什么?

对于慢粒的治疗不必操之过急,白细胞计数在 100×10^9 个/升以下的病人不需立刻治疗,因为循环中主要是成熟的粒细胞,其体积较原始细胞小且具有较好的变形能力;白细胞计数在 200×10^9 个/升以上者需采取积极治疗措施。当前以采用细胞毒药物做化疗为主。对于那些因白细胞极度增生而出现的症状,如有阴茎异常勃起、呼吸窘迫、视力模糊等,则应在进行急性的白细胞去除术的基础上联合应用骨髓抑制剂进行治疗。

37. 慢性粒细胞白血病病人必须切除脾吗?

脾大可能是慢粒急变的首发表现,其原因考虑为白细胞浸润,故对于慢性病人而言,在治疗原发病后脾可缩至正常大小,如无其他并发症,可暂不考虑脾切除。

38. 慢性粒细胞白血病的预后如何?

一般来讲,慢性粒细胞白血病经积极治疗预后良好。《新英格兰医学期刊》(*New England Journal of Medicine*)组织了一项五年后的追踪调查,使用伊马替尼的病人中总数超过 89% 的仍然健在。一个独立性研究报道了一项全球的研究项目,其中 832 名慢性粒细胞白血病病人中,95.2% 的病人在八年后仍对伊马替尼保持着稳定的细胞遗传反应,而其生存数据比率近乎正常人群,只有 1% 的病人死于白血病恶化。

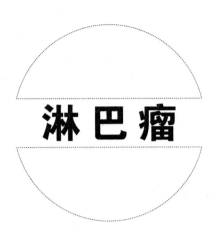

淋巴瘤

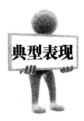

典型表现

　　淋巴结肿大是最常见的淋巴瘤症状，而且这种淋巴结肿大是无痛性、进行性增大的，晚期可有恶病质及多脏器受累。淋巴瘤可发生在身体的任何部位，其中淋巴结、扁桃体、脾最容易发生。

本章问题由 **白庆咸** 医生回答

39. 淋巴结有什么作用?

淋巴结是机体重要的免疫器官,各类病原微生物感染,化学药物,外来的毒物、异物,机体自身的代谢产物等多种因素都可以引起淋巴结内的细胞发生变化,如淋巴细胞的增生导致淋巴结肿大。淋巴结的增生,可以是反应性的,也可以是肿瘤性的。

40. 淋巴瘤是一种什么病?

淋巴结肿瘤性的增生将导致淋巴组织肿瘤,即淋巴瘤。淋巴瘤是淋巴结和淋巴结外的淋巴细胞及其前体细胞肿瘤性增生的结果,是一种发生在淋巴组织的免疫系统的恶性肿瘤。淋巴瘤可以分为霍奇金淋巴瘤(HL)和非霍奇金淋巴瘤(NHL)两大类。

41. 引起淋巴瘤的原因有哪些?

医学界普遍认为,淋巴瘤的病因还不完全清楚,目前非常重视的是病毒学说,如 EB 病毒、逆转录病毒、I 型和 II 型人类 T 淋巴细胞病毒、Kaposi 肉瘤病毒等。除了病毒可能导致淋巴瘤外,导致消化道溃疡的幽门螺杆菌的抗原也可能导致淋巴瘤。淋巴瘤的发病,也可能与免疫功能低下或紊乱有关。

42. 得了淋巴瘤可能会出现哪些症状？

淋巴结肿大是最常见的淋巴瘤症状，而且这种淋巴结肿大是无痛的逐渐增大。淋巴瘤可发生在身体的任何部位，其中淋巴结、脾是最容易发生的部位；此外，发生淋巴瘤的组织器官不同，也就是部位不同，受到肿大的淋巴结压迫或者侵犯的范围和程度不同，引起的症状也是不同的。

出现以下异常现象时，应该提高警惕，及时去医院就诊。

（1）颈部或锁骨上的淋巴结，或腋下的淋巴结逐渐肿大，且不觉得痛（饮酒后淋巴结疼痛除外）。

（2）吞咽困难、鼻塞、鼻出血、颌下的淋巴结肿大，怀疑咽部淋巴瘤。

（3）咳嗽、胸闷、气促等，怀疑胸部淋巴瘤。

（4）腹痛、腹泻、感到腹部有肿块，怀疑胃肠道淋巴瘤。

（5）找不到原因的发热、盗汗、消瘦、瘙痒。

43. 淋巴瘤会出现哪些与之相关的临床表现？

淋巴瘤可以原发于或侵犯各器官，因而表现出与之相关的多样性的临床表现：

（1）胃肠道最为常见，可有上腹痛、呕吐、腹泻等消化道症状。

（2）肝、脾受侵可引起肝、脾大，发生黄疸。

（3）骨骼受侵可表现为局部疼痛和骨折。

（4）皮肤受侵可有瘙痒症和痒疹。

（5）扁桃体和口、鼻、咽部受侵犯，有吞咽困难、鼻塞、鼻出血等症状出现。

当然病人可能不会出现上面的所有症状，或者不出现上述的症状，那可能是病情比较隐匿，没有任何明显的症状。

44. 淋巴瘤常用的检查有哪些？

医生有可能为您预约的重要的检查包括骨髓穿刺检查、影像学检查和病理学检查：

（1）病理学检查　是淋巴瘤诊断的金标准。

（2）骨髓穿刺检查　淋巴瘤易侵犯骨髓，所以应常规做骨髓穿刺检查。

（3）影像学检查　对淋巴瘤的分期的判定有重要作用。

①胸正侧位片及气管分叉体层片：主要了解胸部、肺部、气管等处淋巴结是否受侵。

②消化道造影：如果有咽淋巴环受侵表现，可能会做该检查。

③放射性骨扫描：医生怀疑有骨髓受侵，可能做该检查。

④B超：上腹部及盆腔B超作为常规检查，重点观察肝、脾、腹膜后及腹腔淋巴结、卵巢等。

⑤CT（电子计算机X射线断层扫描技术）：如果经济条件允许，应做头部、胸部及腹部CT，以更详细地观察淋巴结及器官受累情况。

⑥MRI（磁共振成像）或PET（正电子发射型计算机断层显像）：医生会根据病人病情需要安排，提供疾病分期诊断依据。

⑦PET-CT。

45. 淋巴瘤是怎样分期的？

目前医学界通常会按照Ann Arbor在1966年提出的临床分期方案，将淋巴瘤分成Ⅰ～Ⅳ期：

（1）Ⅰ期　病变仅限于1个淋巴结区（Ⅰ）或淋巴结外的一个器官局部受到病变累及（ⅠE）。

（2）Ⅱ期　病变累及横膈同侧（上侧或者下侧）2个或更多的淋巴结区（Ⅱ），或病变局限性地侵犯淋巴结以外的器官及横膈同侧1

个以上淋巴结区（ⅠE）。

（3）Ⅲ期　横膈上、下均出现淋巴结病变（Ⅲ）。可伴随有脾累及（ⅢS）、淋巴结以外的器官局限受到病变累及（ⅢE），或脾与局限性的淋巴结以外的器官受到病变累及（ⅢSE）。

（4）Ⅳ期　1个或多个淋巴结以外的器官受到广泛性的或播散性的侵犯，伴随有或不伴随有淋巴结的肿大。肝或骨髓只要受到病变累及均属Ⅳ期。

46. 所有淋巴瘤都可以分期吗？

淋巴瘤的分期主要用于霍奇金淋巴瘤，共分为4期，非霍奇金淋巴瘤可以参照其进行分期，但由于非霍奇金淋巴瘤不是沿淋巴结区依次转移，而是跳跃性的播散并有较多结外侵犯，所以临床上进行分期的价值不如霍奇金淋巴瘤，非霍奇金淋巴瘤的多中心发生的倾向决定其治疗策略应以化疗为主。

47. 淋巴瘤诊断时有哪些要点？

（1）典型症状为无痛性进行性浅表淋巴结肿大。

（2）骨髓穿刺检查有利于确诊和分期。

（3）X线、CT、MRI、超声波检查和放射性核素骨扫描等，有助于临床分期。

（4）病理检查及早取得完整肿大淋巴结活检，病理活检一般可作分型确诊。

48. 淋巴瘤怎么治疗？

淋巴瘤的治疗多以综合治疗为主，化疗是淋巴瘤的主要治疗手段之一。可依据不同的淋巴瘤类型及疾病分期制订个体化的治疗方案及疗程，包括化疗、放疗、骨髓或造血干细胞移植、手术治疗以及生物治疗等综合治疗，可以最大限度地消灭淋巴瘤细胞。

霍奇金淋巴瘤和非霍奇金淋巴瘤的治疗策略不完全相同。因为非霍奇金淋巴瘤发生的病灶中心较多，放疗的治疗作用不如霍奇金淋巴瘤，因此也决定了非霍奇金淋巴瘤的治疗策略以化疗为主。除了综合治疗以外，淋巴瘤的治疗方法还有生物治疗、造血干细胞移植及手术治疗。

治疗结束后需遵医嘱定期门诊随访，根据不同类型的淋巴瘤制订不同的随访间隔。

49. 淋巴瘤的化疗有哪些局限性？

化疗的局限性是由其非特异性的细胞毒性所造成的，通俗地讲就是"敌我不分"。

化疗药物对淋巴瘤细胞的疗效立足于该类细胞分化、繁殖较正常细胞为快的特点，因此就不可避免地对一些同样分化、繁殖较快的正常细胞造成损伤，造成各种不良反应，比如损伤生长头发的发囊细胞，就会造成脱发；损伤骨髓内的造血细胞就会造成白细胞、血小板下降；损伤胃肠道的黏膜细胞，就容易发生恶心、呕吐。

50. 淋巴瘤病人化疗后，饮食要注意什么？

（1）食物要少而精　化疗期间会出现恶心、呕吐、腹泻、食欲不振等症状，多数人食量较小。因此，选择的食物应是高蛋白质、高热量的，多样交替，坚持进食。病人因呕吐食物摄入量不够时，可从静脉辅助输入葡萄糖、氨基酸、蛋白质等。

（2）少食多餐　在三餐之外可增加一些体积小、热量高、营养丰富的食品，如巧克力、面包干、蛋类制品。进餐时，避开化疗药物作用的高峰，如静脉化疗最好空腹时进餐。

（3）多吃富含维生素 C 和 A 丰富的食物　医学研究证明，维生素 C 能增强细胞中间质功能，是阻止癌细胞生成扩散的第一道屏障。中药也可以增强全身抵抗力，抑制癌细胞的增生。许多蔬菜水果，如西红柿、山楂、橙子、柠檬、大枣等，含维生素 C 比较丰富，应多食用。

（4）对症调理饮食　饮食中增加一些调味品，使食物味道鲜美，增进食欲。进食后易呛食，可食少渣的流食。

淋巴瘤化疗后饮食调理还需要注意的是，淋巴瘤病人化疗后常常会出现厌食、恶心、呕吐、胃部不适和腹胀，还可因口腔、咽喉疼痛和饮食无味、口干舌燥等症状影响进食，所以应做好饮食调配，以增加病人免疫力、耐受性，有效促进病情的恢复。

51. 为何化疗会产生耐药性?

美国的一项最新研究发现，化疗在定位和杀死肿瘤细胞的同时，也会刺激周围正常的细胞释放一种能够激发肿瘤细胞生长的化学物质，最终导致治疗耐受（治疗反复）。人体内的肿瘤细胞生活在一个非常复杂的环境中。肿瘤细胞所处的位置及其附近的细胞都会影响肿瘤细胞对治疗的反应和抗性。因此，在治疗癌症晚期病人的时候，化疗往往被舍弃，因为为了消灭肿瘤对病人使用的化疗剂量足以杀死病人。在实验室中，可以"治愈"几乎所有的肿瘤，仅需对培养皿中的肿瘤细胞使用大剂量有毒化疗药剂即可。但是对于病人这样做是不可能的，因为大剂量的化疗药物不仅仅会杀死肿瘤细胞，也会杀死正常细胞。

52. 放疗适用于哪些淋巴瘤病人?

放疗是Ⅰ、Ⅱ期霍奇金淋巴瘤和低度恶性的Ⅰ、Ⅱ期非霍奇金淋巴瘤的主要治疗手段。

放疗方法有受累部位、扩大部位、次全淋巴结或全身淋巴结照射四种。

53. 造血干细胞移植为什么能治疗淋巴瘤？

造血干细胞移植术是对淋巴瘤病人先进行强烈的放、化疗等预处理，最大限度地杀灭病人体内的癌细胞，然后再将造血干细胞植入到人体内，使其造血和免疫功能恢复的方法。目前可利用的造血干细胞主要来源于自体或同种异体（符合配型要求的兄弟姐妹或无关供者）的骨髓、外周血或胎儿脐带血。在淋巴瘤的治疗中，最常用的是自体外周血造血干细胞移植，或自体骨髓移植，少数病人可考虑用异基因造血干细胞移植治疗。

54. 造血干细胞移植治疗淋巴瘤的效果如何？

干细胞移植是治疗淋巴瘤的一个手段，但不是所有病人都会成功，约有 30% 会治疗失败。失败原因主要有晚期、肿瘤原发耐药、移植前肿瘤负荷大或恶性度高等。干细胞移植后，仍有一定的复发几率和其他治疗相关风险。因此，需要医生和病人沟通好，慎重考虑，选择有效治疗时机。

55. 淋巴瘤需要手术吗？

如果淋巴瘤发生在胃肠道，病人出现梗阻、穿孔、出血等都是手术的适应证。有些淋巴瘤病人是通过手术取得病理组织，从而明确诊断的。

56. 淋巴瘤的生物治疗方法有哪些？

目前，医学界认为淋巴瘤的生物治疗有以下三种药物可供选择：

（1）单克隆抗体　CD20$^+$ 的 B 细胞淋巴瘤，都可以用 CD20 单抗美罗华（利妥昔单抗）治疗。而且，B 细胞淋巴瘤在造血干细胞移植之前，使用美罗华做体内的肿瘤细胞净化，可以大大提高移植治疗的疗效。美罗华是全球第一个被批准用于临床治疗非霍奇金淋巴瘤（NHL）的单克隆抗体。

（2）干扰素　其对蕈样肉芽肿和滤泡性小裂细胞型淋巴瘤有部分的缓解作用。

（3）抗幽门螺杆菌的药物　胃黏膜相关淋巴组织边缘带淋巴瘤经过抗幽门螺杆菌治疗后，部分病人的症状可以得到改善，淋巴瘤消失。

57. 淋巴瘤病人出现发热是怎么回事？

一般来说，导致淋巴瘤病人在化疗期间出现发热的可能原因有以下3个：

（1）感染性发热　接受化疗的病人因化疗物导致骨髓和免疫抑制，从而使机体正常白细胞减少和免疫力低下，抵抗力降低，易发生不同程度的感染。淋巴瘤病人感染的发热与其他疾病的发热，处理原则略有不同，一旦确诊为感染性发热，应用抗生素剂量应大而足，只有感染控制了，体温才会得以控制。

（2）药物热　化疗药物引起的发热反应较为常见，如阿糖胞苷、氨甲蝶呤、环磷酰胺、长春新碱、左旋门冬酰胺酶等，用后多有不同程度发热。不同药物所致发热的特点不尽相同，用药前服用退热剂及抗组胺药，可以减轻药物热。

（3）癌性发热　为淋巴瘤组织分解代谢及坏死的产物刺激人体体温调节中枢所致。其特点为体温曲线一般无明显规律性，多为低热或中等程度发热。化疗期间出现的发热，只有除外感染性发热和药物热之后，方可考虑为癌性发热。

58. 化疗期间如何防治感染？

化疗药物可以抑制免疫功能，因而化疗后病人免疫功能低下更为突出。病人往往容易合并感染，特别是化疗4个周期后，病人的体质下降，免疫力极度低下，极易合并细菌、病毒或真菌感染。因此需要注意以下几点：

（1）做好保护性隔离　在病人接受化疗后，且骨髓受到抑制期间应减少探视人员，减少活动，尤其是少到人群聚集的地方活动，并戴口罩。

（2）保持室内空气新鲜　室内每天开窗通风2次，每次15～30分钟，上、下午各1次。

（3）做好个人卫生　培养良好的卫生习惯，经常洗手，尤其便后、餐前注意饮食卫生；不吃凉拌或不洁生食；禁烟、酒、浓茶、咖啡。

（4）保持口腔卫生　保证每天3次口腔护理。每天多次用盐水含漱，尤其是进食前后、晨起、晚间睡前，以便清除食物残渣，并观察口腔黏膜有无异常、牙龈有无红肿。

（5）保持良好的排便习惯　多饮水，多进食蜂蜜、香蕉等，以防因大便干结致肛裂而引起肛周感染。注意保持肛周及会阴部卫生，每次便后清洗，并用0.02%的高锰酸钾溶液坐浴20分钟。

59. 淋巴瘤会遗传吗？

大量医疗实践发现，遗传因素在癌症的发生过程中确实起一定的作用。与遗传关系最密切的癌症是儿童视网膜母细胞瘤，这种病人的兄弟姐妹中，往往有一半是视网膜母细胞瘤病人。据研究显示，乳腺癌、胃癌、食管癌也与遗传有一定关系。

癌症的家族遗传现象是怎么产生的呢？目前认为，这可能是由染色体畸变造成的。正常人体每个细胞有46条染色体，各种致癌因子可以引起染色体畸变，使得染色体在数目和形态上均与正常细胞不同，这种染色体的畸变有时会遗传给后代，使其下一代具有患癌的可能性。具有患癌可能性的人并不一定得癌症，只是得癌症的机会比普通人大些而已。比如吸烟者很多，但得肺癌的只是其中的一小部分，除和吸烟时间长短有关外，还和个人的体质和患癌的其他因素有关。即癌症的发生决定于内因和外因，癌症体质只是具备了某种内因，如果再加上外界致癌因素，如放射线、吸烟等的作用，癌症才会发生。

60. 淋巴瘤可以治愈吗?

决定淋巴瘤治疗效果的因素多种多样，能否早期发现、早期诊断、坚持治疗是决定疗效好坏的关键因素。随着医学科学技术的发展和研究的深入开展，淋巴瘤的治疗已经取得了很大的进步，淋巴瘤已经成为化疗的肿瘤中可以治愈的一种。即便是没有治愈，通过有效的治疗，许多淋巴瘤的病人也可以长期生存。所以，淋巴瘤病人一定要有战胜疾病的信心和决心，积极配合医生的治疗。

61. 如何面对患病后的焦虑、恐惧?

医学专家们发现，在肿瘤病人的整个治疗、康复过程中，心理素质有着不可取代的作用。目前认识比较一致的是不良情绪会降低机体的免疫功能，从而减弱免疫系统识别、灭杀肿瘤细胞的作用；相反，良好的情绪可以平衡和提高机体的免疫功能，使肿瘤细胞处于自限状态，最终被机体免疫系统所消灭。

实际上，无论患有什么样的疾病，最可怕的并不是疾病本身，而是对于疾病的恐惧和沮丧，更有甚者完全失掉了生活的勇气。一旦被诊断患了淋巴瘤，着急、悲伤、犹豫肯定于事无补，相反，还会错过最佳治疗机会。只有采取积极、主动、坦然处之的态度，使自己保持良好的精神状态，坚定战胜病魔的信念，努力配合医生治疗，才会有益于稳定和改善病情，提高治愈率和生存质量，延长生存期。

对疾病的恐惧从确诊那一天起就一直折磨着我们。我们担心手术失败、担心化疗带来的痛苦、担心复发等，阴霾的恐惧情绪始终挥之不去，那我们怎么才能战胜自己的恐惧呢？

（1）正视恐惧　恐惧并没有错，惧怕死亡和疾病是非常健康的心理，但不要过分关注、惧怕本身，我们应该追求有意义的生活。

（2）珍惜生命，认认真真地生活　成功克服恐惧感的病人常将疾病视作重获新生，珍惜时光，更加认真对待生活中的每一天。

（3）分散注意力，保持好心情　做一些有益的事情，培养自己的业余爱好，可以一扫郁闷的心情。此外，任何可以使自己精神愉悦的活动都应该尽量去尝试。

（4）知己知彼　在做出任何和治疗相关的决定和改变时，我们应该多咨询主治医生。此外，积极地学习疾病治疗知识，有助于心理健康，增强信心和安全感。

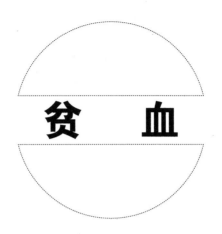

贫 血

典型表现

　　①循环系统：气短最为常见，部分人出现心力衰竭；②中枢神经系统：头疼、头晕目眩、耳鸣、注意力不集中、嗜睡；③消化系统表现：食欲减退、腹胀、恶心为常见；④泌尿生殖系统表现：可有轻度蛋白尿，夜尿增多；⑤其他：皮肤干燥、毛皮枯干等。

本章问题由 顾宏涛 高广勋 医生回答

62. 什么是贫血？

贫血是指人体外周血红细胞容量减少，低于正常范围下限的一种常见的临床症状。由于红细胞容量测定较复杂，临床上常以血红蛋白（Hb）浓度来代替。我国血液病学家认为在我国海平面地区，成年男性 Hb<120 克/升，成年女性（非妊娠）Hb<110 克/升，孕妇 Hb<100 克/升诊断为贫血。

63. 贫血有哪些临床表现？

疲乏、困倦无力是贫血的最早症状。

（1）循环系统　气短最为常见，部分人出现心衰。

（2）中枢神经系　统头疼、头晕目眩、耳鸣、注意力不集中、嗜睡。

（3）消化系统　表现食欲减退、腹胀、恶心为常见。

（4）泌尿生殖系统　表现可有轻度蛋白尿，夜尿增多。

（5）其他　皮肤干燥、毛皮枯干等。

64. 贫血有哪些类型？

常见的贫血有缺铁性贫血、巨幼细胞贫血、再生障碍性贫血、溶血性贫血、自身免疫溶血性贫血等。这些贫血的主要症状均有不同程度上的疲乏、困倦、软弱无力、皮肤和黏膜苍白、头晕、头痛、耳鸣、眼花、活动后心慌、食欲减退、腹部胀气、恶心、便秘等，但不同的疾病常常有其自身的特点，其主要症状又有不同侧重。

65. 贫血病人都要用铁剂治疗吗?

（1）对于很多贫血，铁剂是无效的。铁剂的治疗作用是针对缺铁性贫血，而像巨幼细胞性贫血、溶血性贫血、再生障碍性贫血等，铁剂是没有作用的。道理很简单，就像我们平时说的"缺什么补什么"，缺铁性贫血就是因为机体内缺少铁这个成分，故要用铁剂来补充，而其他类型的贫血不一定缺铁，故用了铁剂也是不能达到治疗效果的。

（2）盲目使用铁剂，不仅造成浪费，而且对身体有害，如果长期服用过量的铁剂，铁能通过直接渗透作用，由肠黏膜进入血液，可诱发以肝硬化、糖尿病和皮肤色素沉着为主要表现的血色病（因组织中铁的沉积过多而发生的全身性疾病）。因此，非缺铁性贫血人士，长期大量服用铁剂对身体有害，普通人更不能把铁剂作为补血营养药而滥用。

医生叮嘱

贫血病人最好到医院明确贫血的情况及类型，如果确诊是缺铁性贫血，其后再按医嘱正确、合理地使用铁剂。

66. 肿瘤会引起贫血吗?

肿瘤病发展迅速，涉及全身许多方面，所耗的"能量"十分显著，有疾病情况发生、恶化程度凶险等症状。疲乏困倦症状休息后常常难以缓解，全身酸、懒尤为严重，情绪大多不够稳定，往往伴有低热，贫血常常不易纠正。此时结合一些现代化的检查手段，即可发现隐藏在身体某个部位的癌组织，最终找出原发性病灶。

初次发现贫血，特别是接近正常值的轻度贫血，最好再复查一次，以防误差。两次体检均提示贫血，排除较为常见的贫血、妊娠、水肿、心力衰竭等因素引起的贫血，具有肿瘤征象时怀疑肿瘤所致的贫血，不明原因地出现神经衰弱、经常做噩梦等，应进一步查明疾病的性质。对于肿瘤高危发病者，即具有肿瘤家族史、不良生活习惯史、不良居住环境、有毒物质接触史、放射线接触史，年龄在50岁以上，罹患贫血者应格外小心，不可忽视肿瘤的可能。

及时通过检查发现肿瘤肯定对预防有益，树立战胜疾病的信心、积极配合治疗，是获得良好效果的前提。治疗肿瘤可谓治其本，治疗贫血而是治其标。但两者不可偏废。及时、有效地控制贫血，对于治疗肿瘤有着很重要的作用。纠正贫血可提高病人的身体素质，增强抗病能力，减轻或消除化疗、放射等方法带来的严重副作用。

缺铁性贫血

67. 什么是缺铁性贫血?

缺铁性贫血是由于各种不同原因引起的体内储存铁缺乏，影响细胞的血红素合成而发生的贫血。此种贫血在生育期妇女和婴幼儿中发生率最高。铁是人体生理过程中需要的微量元素，存在于所有生存的细胞内，除参与血红蛋白的合成外，还参与体内一些其他生化过程，如细胞线粒体的电子传递、儿茶酚胺代谢及合成。

68. 缺铁性贫血病因是什么?

铁主要存在于动物性食品中，在十二指肠及空肠上段依靠主动的肠黏膜上皮细胞内运转而吸收。因此，饮食结构不合理及摄入相对不足，如婴幼儿、生长发育中的儿童、经期妇女、孕妇和哺乳期的妇女，极易发生缺铁性贫血；另外，一些疾病（如消化系统出血性疾病、月经量偏多等）造成的慢性失血、胃肠道手术造成的铁吸收障碍，均可造成缺铁性贫血。

69. 儿童缺铁性贫血有什么表现？

缺铁性贫血是全球四大营养缺乏病之一，发病率相当高。其发病年龄以 6 个月至 2 岁，婴幼儿多见，其次为青春期。不少患儿因其他疾病就诊时才发现本病。症状的轻重取决于贫血的程度以及贫血发生、发展速度。

（1）贫血的一般表现开始有烦躁不安、精神不振、不爱活动、食欲减退。皮肤黏膜逐渐苍白，以口唇、甲床和手掌最为明显。学龄和学龄前儿童可自述头晕、眼前发黑、耳鸣、疲乏无力。

（2）非造血系统症状主要为精神神经症状，如烦躁不安、对周围环境不感兴趣、注意力不集中、理解力降低、反应慢，年长儿在课堂上常表现为行为异常，如乱闹、不停地做小动作等，婴幼儿可出现屏气发作现象。此外，还有消化系统症状，如食欲减退、舌乳头萎缩、胃酸分泌降低及小肠功能紊乱，少数患儿有异食癖，喜食泥土、墙纸、煤渣等。病情严重、病程较长者可影响生长发育，身高和体重增长减慢，甚至可影响智力发育。

70. 缺铁性贫血的诊断标准是什么？

（1）缺铁或称潜在缺铁此时仅有体内储存铁的消耗。符合①再加上②或③中任何一条即可诊断。

①有明确的缺铁病因和临床表现。

②血清铁蛋白 <14 微克 / 升。

③骨髓铁染色显示铁粒幼细胞 <10% 或消失，细胞外铁缺如。

（2）缺铁性红细胞生成指红细胞摄入铁较正常时为少，但细胞内血红蛋白的减少尚不明显。符合缺铁的诊断标准，同时有以下任何一条者即可诊断。

①转铁蛋白饱和度 <15%。

②红细胞游离原卟啉 >0.9 微摩尔 / 升。

（3）缺铁性贫血红细胞内血红蛋白减少明显，呈现小细胞低色素性贫血。诊断依据是：①符合缺铁及缺铁性红细胞生成的诊断；②小细胞低色素性贫血；③铁剂治疗有效。

71.哪些食物中含铁更丰富?

我们日常的食物中多数含铁量较少，有的基本测不到，有些含铁食物，不利于吸收。一般食物中铁的吸收率仅在 1% ~ 22%，所以很容易由于铁摄入不足而引起铁缺乏性疾病。但有如下几种食物含铁量（每 100 克食物含铁量）较高：动物血含铁量最高约 340 毫克，吸收率也最高，为 10% ~ 76%；动物肝如猪肝含铁 25 毫克，牛肝含 9 毫克，猪瘦肉中含 2.4 毫克，吸收率也高至 7%；蛋黄含铁量亦较高，但吸收率仅 3%；其他含铁较高的食物有，芝麻 50 毫克、芥菜 12 毫克、芹菜 8.5 毫克、紫菜 33.2 毫克、木耳 185 毫克、海带 150 毫克、米 6.7 毫克等，应根据不同饮食及条件混合食用。已证明维生素 C、肉类、果糖、氨基酸、脂肪可增加铁的吸收，而茶、咖啡、牛乳、蛋、植物酸、麦麸等可抑制铁的吸收，所以膳食应注意食物合理搭配，以增加铁的吸收。

72.哪些食物会减少铁的吸收和利用?

（1）含丰富的钙的食物或增补剂（包括抗酸剂）都会从某种程度上妨碍铁的吸收。但是，含强化钙的橙汁并不会对铁的吸收产生多少阻碍作用，也许是其中的维生素 C 含量很高的缘故。

（2）茶水中的鞣酸、普通咖啡和无咖啡因的咖啡中的多酚（在这里咖啡因并不是罪魁祸首）。

（3）食用纤维也会影响铁的吸收。

73. 缺铁性贫血该如何治疗？

（1）首先需去除病因，缺铁性贫血常可找到明确原因，只能在去除病因的基础上才能得到彻底治疗，忽视原发病而仅补铁治疗只能改善贫血程度。

（2）其次补充铁剂，常用口服铁剂，此法目前在临床上为首选，多数病人能耐受，但也有少数病人有消化道反应。常用硫酸亚铁，0.1克，口服，每天两次。口服铁剂无法耐受者可用注射铁剂，常用右旋糖酐铁或山梨醇铁，治疗方法应准确计算。注射铁剂后约有 5% 的病人可有注射局部疼痛、头晕、头痛、肌肉关节痛、淋巴结炎或荨麻疹等反应，若铁剂治疗 3 周无反应，应考虑原发病是否控制和诊断正确。

74. 缺铁性贫血治疗需多长时间？

铁剂治疗后病人症状可很快改善，3 ~ 5 天后，网织红细胞开始上升，7 天达高值，血红蛋白一般于 2 周后明显上升。血红蛋白达正常值后，仍需继续服药 2 ~ 3 个月，以补充体内储存铁。

75. 婴幼儿营养性缺铁性贫血该如何预防？

（1）坚持母乳喂养，母乳含铁量与牛乳相同，但其吸收率高，可达 50%，而牛乳只有 10%，母乳喂养的婴儿缺铁性贫血者较人工喂养的少。

（2）及时添加含铁丰富的辅食（如蛋黄、鱼泥、肝泥、肉末、动物血等）。

（3）及时添加绿色蔬菜、水果等富含维生素 C 的食物，以促进铁的吸收。

（4）选择辅食时应选择强化铁的辅食。

（5）定期检查血色素，出生 6 个月或 9 个月需各检查一次，以后每半年检查一次，以及时发现贫血。

胎儿从母体获得的铁以孕期后 3 个月为最多，而且，刚出生的小儿体内铁的总量与体重成正比，所以早产、双胎及低出生体重儿体内铁总量较少，加上早产儿出生后有一个生长追赶期，必须摄入更多的铁，以满足其生长发育的需要。早产儿可以于出生 2 个月起给予铁剂（每天每公斤体重 2 毫克元素铁）补充。

巨幼细胞性贫血

76. 什么是巨幼细胞性贫血？

巨幼细胞性贫血，亦称营养性贫血，是由于脱氧核糖核酸（DNA）合成障碍所引起的一种贫血。营养性巨幼细胞贫血具有地区性，我国以山西省和陕西省等西北地区较多见，患病率可达 5.3%。恶性贫血在我国则罕见。

77. 巨幼细胞性贫血常见的病因是什么？

巨幼细胞性贫血最常见的病因是摄入不足，由于婴儿、儿童及妇女妊娠期和哺乳期，铁需要量增加，摄入新鲜蔬菜不足而容易发生该类型的贫血；其次，由于一些疾病，如慢性腹泻、肠道手术后导致蔬菜中的营养成分吸收减少、利用障碍、丢失过多均可造成营养性贫血。

78. 为什么长期进食蔬菜偏少会出现巨幼细胞性贫血？

蔬菜中含有一种水溶性 B 族维生素——叶酸，该物质经过消化和吸收，可在肠上皮细胞中形成四氢叶酸，参与细胞内脱氧核糖核酸

（DNA）合成，如叶酸缺乏，则会导致 DNA 合成障碍，造成巨幼细胞性贫血的发生。

79. 巨幼细胞性贫血有哪些临床表现？

营养性贫血具有一般贫血的诸如头晕、乏力等症状之外，严重时还可伴有手足麻木、感觉障碍、行走困难等周围神经炎、亚急性或慢性脊髓后侧索联合变性改变。

80. 巨幼细胞性贫血该如何治疗？

首先得在医务人员指导下，辨别营养性贫血的类型，找出贫血发生的原因，对因治疗是纠正营养性贫血的关键，合理膳食，根据病因给予铁剂或叶酸、维生素 B_{12} 治疗，待贫血恢复后，再服用 2～4 周药物，补充体内缺乏的营养成分。

81. 巨幼细胞性贫血该如何预防？

加强营养知识教育，纠正偏食习惯及不正确的烹调习惯。婴儿应提倡母乳喂养，合理喂养，及时添加辅食；孕妇应多食新鲜蔬菜和动物蛋白质，妊娠后期可补充叶酸；在营养性巨幼细胞贫血高发区应积极宣传改进食谱；对慢性溶血性贫血或长期服用抗癫痫药者应给予叶酸预防性治疗；全胃切除者应每月预防性肌内注射维生素 B_{12} 一次。

再生障碍性贫血

82. 什么是再生障碍性贫血？

再生障碍性贫血（AA）是一种物理、化学、生物或不明因素作用使骨髓造血干细胞和骨髓微环境严重受损，造成骨髓造血功能减低或衰竭，以全血细胞减少为主要表现的一组综合征。

83. 再生障碍性贫血的病因有哪些?

再生障碍性贫血发病可能与以下因素有关：

（1）病毒感染，如肝炎病毒、流感病毒、微小病毒 B19 等。

（2）化学因素，特别是氯霉素类抗生素、磺胺类药物、抗肿瘤化疗药物、长期接触农药及苯类化合物、生活环境污染。

（3）长期接触 X 线、镭等射线。

（4）高龄。

84. 急性再生障碍性贫血如何进行正确治疗?

（1）进行及时的支持治疗

①成分血输注：输红细胞指征一般把握在血红蛋白 <60 ~ 70 克 / 升，老年人可放宽输血值（血红蛋白 ≤ 80 克 / 升）。存在血小板消耗危险因素或预防出血者（感染、出血、使用抗生素或抗胸腺细胞球蛋白 ATG/ALG），需要输注血小板，一般情况下输注阈值为 <（20 ~ 30）× 10^9 个 / 升，而病情稳定者为 <（10 ~ 20）× 10^9 个 / 升。发生严重出血者则不受上述标准限制。

②感染的治疗：初始抗生素的使用应遵循"重锤出击"原则，选用广谱、强效抗生素；有细菌学依据后，依药敏情况再选择有针对性的抗生素（"降阶梯"选择）。抗细菌治疗无效或最初有效而再次发热者应给予抗真菌治疗。有效的抗生素辅以粒细胞集落刺激因子能提高抗感染疗效。

（2）适当的保护措施　重型再生障碍性贫血病人应予以保护性隔离，有条件者应入住层流病房；避免出血，防止外伤及剧烈活动；杜绝接触危险因素，包括对骨髓有损伤作用和抑制血小板功能的药物；

必要的心理护理。需注意饮食卫生，可预防性应用抗真菌药物。欲进行移植及 ATG/ALG 治疗者，建议给予预防性抗病毒治疗，如给予阿昔洛韦。骨髓移植后需预防感染，如用复方新诺明（SMZco）。

（3）本病的标准疗法

①对年龄 > 40 岁，或年龄虽 < 40 岁但无 HLA 相合同胞供者的病人，首选 ATG/ALG 和环孢素（CsA）的 IST，加促造血治疗。

②对年龄 < 40 岁且有 HLA 相合同胞供者的急性再生障碍性贫血病人，如无活动性感染和出血，可首选 HLA 相合同胞供者骨髓移植。

③ HLA 相合无血缘关系供者的骨髓移植仅用于 ATG/ALG 和 CsA 治疗无效的年轻重型再生障碍性贫血病人。

85. 慢性再生障碍性贫血是如何进行治疗的?

依赖于输血的慢性再生障碍性贫血可采用环孢素（CsA）+ 促造血（雄激素、造血生长因子）治疗，如治疗 6 个月无效则按急性再生障碍性贫血治疗。不依赖输血的慢性再生障碍性贫血，可应用 CsA 和（或）促造血治疗。

86. 再生障碍性贫血有哪些预防方法?

（1）对造血系统有损害的药物应严格掌握指征，防止滥用，在使用过程中要定期观察血象。

（2）对接触损害造血系统毒物或放射性物质的工作者，应加强各种防护措施，定期进行血象检查。

（3）大力开展防治病毒性肝炎及其他病毒感染。

虽然有些再生障碍性贫血病例发病原因不明，但很多病例是由于化学物质、服药或接触放射性物质所致，因此应采取预防措施。尤应提出的是氯（合）霉素，其滥用的情况相当严重。在我国一些地区的调查显示，氯（合）霉素是引起再生障碍性贫血的主要原因，医务人员及病人都应认识其严重性，慎用或不用氯（合）霉素，可能时以其他抗生素代替；其次是苯，乡镇企业中制皮鞋业较多，空气中苯的浓度有的超过国家规定的量，农民喷洒农药时，都须做好劳动保护，防止有害物质污染周围环境，以减少再生障碍性贫血的发病。

溶血性贫血

87. 什么是溶血性贫血？

溶血性贫血是贫血的一种，主要是指任何导致红细胞破坏增多，而骨髓造血功能代偿不足所引起的血红蛋白降低的一类贫血的总称。

88. 溶血性贫血是什么原因造成的？

贫血的原因主要有两大类，一类是红细胞本身异常所致，多是先天性因素，包括红细胞膜的异常、红细胞血红蛋白异常及红细胞酶的异常。另一类是红细胞外部因素所致，也称后天获得性溶血，主要包括免疫机制异常、物理化学因素及机械性因素等。

89. 哪些药物和化学物质可以导致溶血？

可导致溶血性贫血的药物有：青霉素、氨苄西林、头孢噻啶等抗生素，奎尼丁，氢氯噻嗪，磺胺类药物，异烟肼，奎宁，四环素，美法仑，对乙酰氨基酚，丙磺舒，链霉素，甲基多巴，左旋多巴，布洛芬，双氯酚酸等。

可导致溶血的化学物质包括亚硝酸盐类、苯肼等。

90. 溶血性贫血病人是否需要输血?

当溶血性贫血病人贫血明显时,需要输注红细胞治疗。但在某些溶血情况下,输血也具有一定的危险性,也可诱发溶血。阵发性睡眠性血红蛋白尿病人大量输血还可抑制骨髓自身的造血功能,所以应尽量少输血。有输血必要者,可考虑输注洗涤红细胞。

91. 脾切除能否治疗自身免疫性溶血性贫血?

当自体免疫溶血性贫血需大剂量糖皮质激素维持或治疗无效时,可考虑脾切除术,多数病人治疗有效。

92. 溶血性贫血的症状有哪些?

溶血性贫血的临床表现与溶血的缓急、程度和场所有关。

(1)急性溶血起病急骤,可突发寒战、高热、面色苍白、腰酸背痛、气促、乏力、烦躁,亦可出现恶心、呕吐、腹痛等胃肠道症状。

(2)慢性溶血起病较缓慢,除乏力、苍白、气促、头晕等一般性贫血常见的症状、体征外,可有不同程度的黄疸,脾、肝大,胆结石为较多见的并发症,可发生阻塞性黄疸。下肢踝部皮肤产生溃疡,不易愈合,常见于镰形细胞性贫血病人。

93. 自身免疫性溶血性贫血常用的治疗药物有哪些?

自身免疫性溶血性贫血可给予糖皮质激素治疗,如强的松、甲泼尼松龙等。对于需依赖大剂量激素维持或治疗无效者、切脾无效或不适于切脾治疗者可考虑免疫抑制剂治疗。

94. 中医能治疗自身免疫性溶血性贫血吗？

本病多属于中医的"虚劳""血证""黄疸"等范畴。临床症状常错杂互见，大致急性期以湿热内蕴为主，慢性期以气阴两虚、脾肾两虚为主，各型多夹有血瘀。运用中药的有效成分清除血液中的致敏因子，减轻红细胞的易溶性，抑制溶血反应，从而达到良好的治疗效果。

95. 如何预防溶血性贫血复发？

通常情况下，感染等因素包括细菌、病毒感染等会诱发溶血性贫血复发，因此保持良好的生活状态，避免感冒、呼吸道感染、胃肠炎的发生，可降低溶血性贫血的发生及加剧。

96. 溶血性贫血有什么调理方法？

（1）生活调理　感染、劳累、精神刺激等常常成为该病病人发生急性溶血的诱因，因此生活调理至关重要。要起居有常，随气候变化及时增减衣物；体劳、神劳及房劳过度，均可加重本病，应加以避免；鼓励病人根据身体情况自我锻炼，以增强体质及抗病能力。

（2）饮食调理　本病机制为虚夹杂，病久多为气血两亏，甚则脾、肾俱虚，平素以虚为主或虚中夹实。禁忌生冷瓜果以免损伤脾胃，辛辣滋腻之品亦当避免或少食，时时顾护脾、胃。

（3）精神调理　正确对待疾病，避免重体力劳动，避免精神紧张，调情神智，勿激动。可适当锻炼如打太极拳，以增强体质。气血亏虚者勿练气功，以免动气耗血，加重气血两虚。

蚕豆病

97. 什么是蚕豆病?

蚕豆病是因为进食蚕豆或蚕豆制品而诱发的急性溶血性贫血。病人红细胞中缺乏6-磷酸葡萄糖脱氢酶（G6PD），是一种遗传性疾病，它是伴性隐性遗传，也有人认为它是伴性不完全显性遗传。本病多发生于儿童，在每年3—5月蚕豆成熟季节时发病最多。一般在进食蚕豆后12~24小时突然发病，如不及时抢救，可于发病后1~2天死亡。病死率在2%以下。

98. 蚕豆病是怎么引起的?

伴性隐性遗传，也有人认为是伴性不完全显性遗传，突变基因位于X染色体上。蚕豆中可提取出多种活性物质，如蚕豆嘧啶核苷、蚕豆嘧啶、多巴、多巴糖苷和异脲咪等，可能与蚕豆病的发病有关。

99. 蚕豆病有什么表现?

一般在进食蚕豆后12~24小时突然发病，出现急性溶血危象症状：寒战、高热、黄疸，严重者可致昏迷、惊厥、休克、心功能不全和急性肾衰竭。贫血严重者，如不及时抢救，可于发病后1~2天死亡。

100. 确定蚕豆病需要做哪些检查?

蚕豆病结合病史和急性溶血症状，诊断不难。高铁血红蛋白还原试验、还原型谷胱甘肽稳定性试验和6-磷酸葡萄糖脱氢酶活性直接测定等试验可进一步确定病人的红细胞是否缺乏6-磷酸葡萄糖脱氢酶。

101. 蚕豆病有哪些治疗方法?

（1）输血　在急性溶血危象阶段，大量输入新鲜全血或浓缩红细胞是抢救的关键措施。供血者应仔细选择，应无 6- 磷酸葡萄糖脱氢酶缺乏或至少应无蚕豆病病史。急性溶血危象过去后，患儿常可逐渐恢复。

（2）糖皮质激素　在急性溶血危象时，应短期用大剂量甲泼尼龙或地塞米松静脉滴注。

（3）对症治疗　对危重病人应注意纠正水和电解质的平衡紊乱，特别是纠正代谢性酸中毒。可输入低分子右旋糖酐以改善微循环，口服碳酸氢钠或静滴 4% ~ 5% 的碳酸氢钠溶液以碱化尿液，防止血红蛋白在肾小管内沉淀。如并发休克、急性心功能不全和急性肾衰竭，应积极抢救，给予相应的治疗措施。

102. 如何预防蚕豆病发作?

已知有 6- 磷酸葡萄糖脱氢酶缺乏者或过去有进食蚕豆或其他药物发生溶血的病人，均应禁食蚕豆和氧化性药物。

103. 蚕豆病病人应禁食的食物有哪些?

禁止食用的食物有：珍珠末、金银花、川莲、牛黄、腊梅花、熊胆等。切记禁食蚕豆或蚕豆生加工品，避免在蚕豆开花、结果或收获季节去蚕豆地。

另外可多食的食物有：新鲜蔬菜和瓜果，如油菜、芹菜、菠菜、黄瓜、番茄、桔、桃等；富含蛋白质的食物，如猪肝、瘦肉、青鱼等。

珠蛋白生成障碍性贫血

104. 什么是珠蛋白生成障碍性贫血?

珠蛋白生成障碍性贫血原名地中海贫血,又称海洋性贫血,是一组遗传性溶血性贫血疾病。由于遗传的基因缺陷致使血红蛋白中一种或一种以上珠蛋白链合成缺如或不足所导致的贫血或病理状态。缘于基因缺陷的复杂性与多样性,使缺乏的珠蛋白链类型、数量及临床症状变异性较大。根据所缺乏的珠蛋白链种类及缺乏程度予以命名和分类。

本病广泛分布于世界许多地区,东南亚即为高发区之一。我国广东、广西、四川多见,长江以南各省区有散发病例,北方则少见。

105. 珠蛋白生成障碍性贫血是什么原因造成的?

珠蛋白链的分子结构及合成是由基因决定的。γ、δ、ε 和 β 珠蛋白基因组成"β 基因族",ζ 和 α 珠蛋白组成"α 基因族"。正常人自父母双方各继承 2 个 α 珠蛋白基因(αα/αα)合成足够的 α 珠蛋白链,自父母双方各继承 1 个 β 珠蛋白基因合成足够的 β 珠蛋白链。由于珠蛋白基因的缺失或点突变,肽链合成障碍导致发病。地中海贫血分为 α 型、β 型、δβ 型和 δ 型 4 种,其中以 α 和 β 地中海贫血较为常见。

(1)α 珠蛋白生成障碍性贫血(简称 α 地中海贫血) 大多数是由于 α 珠蛋白基因的缺失所致,少数由基因点突变造成。

(2)β 珠蛋白生成障碍性贫血(简称 β 地中海贫血) 其发生的分子病理相当复杂,已知有 100 种以上的 β 基因突变,主要是由于基因的点突变,少数为基因缺失。

106. 珠蛋白生成障碍性贫血有哪些症状？

根据病情轻重的不同，分为以下3型。

（1）重型 婴儿出生数天即出现贫血，肝、脾大，进行性加重，黄疸，并有发育不良，其特殊表现有：头大、眼距增宽、马鞍鼻、前额突出、两颊突出。其典型的表现是异状头，长骨易骨折。骨骼改变是由于骨髓造血功能亢进、骨髓腔变宽、皮质变薄所致。少数病人在肋骨及脊椎之间发生胸腔肿块，亦可见胆石症、下肢溃疡。

（2）中间型 轻度至中度贫血，病人大多可存活至成年。

（3）轻型 轻度贫血或无症状，一般在调查家族史时发现。

107. 我得了地中海贫血，有人建议我采取输血治疗，对不？我的病到底应该怎么治？

轻型地中海贫血无需特殊治疗。中间型和重型地中海贫血应采取下列一种或数种方法给予治疗。输血和去铁治疗在目前仍是重要治疗方法之一。

具体治疗方法如下：

（1）一般治疗注意休息和营养，积极预防感染。适当补充叶酸和维生素 B_{12}。

（2）红细胞输注输血是治疗本病的主要措施，最好输入洗涤红细胞，以避免输血反应。少量输注法仅适用于中间型 α 和 β 地中海贫血，不主张用于重型 β 地中海贫血。对于重型 β 地中海贫血应从早期开始给予中、高量输血，以使患儿生长发育接近正常和防止骨骼病变。其方法是：先反复输注浓缩红细胞，使患儿血红蛋白含量达 120 ～ 150 克／升；然后每隔 2 ～ 4 周输注浓缩红细胞 10 ～ 15 毫升／千克，使血红蛋白含量维持在 90 克／升以上。但本法容易导致含铁血黄素沉着症，故应同时给予铁螯合剂治疗。

（3）铁螯合剂常用去铁胺，可以增加铁从尿液和粪便排出的量，但不能阻止胃肠道对铁的吸收。通常在规则输注红细胞1年或10～20单位后进行铁负荷评估，如有铁超负荷则开始应用铁螯合剂。去铁胺，每晚1次连续皮下注射12小时，或加入等渗葡萄糖液中静滴8～12小时；每周5～7天，长期应用。或加入红细胞悬液中缓慢输注。去铁胺副作用不大，偶见过敏反应，长期使用偶可致白内障和长骨发育障碍，剂量过大可引起视力和听力减退。维生素C与螯合剂联合应用可加强去铁胺从尿中排铁的作用。

（4）脾切除对血红蛋白H病和中间型β地中海贫血的疗效较好，对重型β地中海贫血效果差。脾切除可致免疫功能减弱，应在5～6岁以后施行并严格掌握适应证。

（5）异基因造血干细胞移植是目前能根治重型β地中海贫血的方法。如有HLA相配的造血干细胞供者，应作为治疗重型β地中海贫血的首选方法。

（6）基因活化治疗应用化学药物可增加γ基因表达或减少α基因表达，以改善β地中海贫血的症状，已用于临床的药物有羟（经）基脲、5-氮杂胞苷（5-AZC）、阿糖胞苷、白消安、异烟肼等，目前正在研究中。

108. 我妈妈得了地中海贫血，我没得，将来我的孩子会不会得同样的病？

不一定。一般来说，如果一对夫妇是属同一类型的地中海贫血病人，便有机会生下重型贫血小儿；而假如夫妇只有一人有此病遗传史，他们的孩子得此病的几率更小。若要有效地预防本病，需抽血进行肽链检测和基因分析，若证实本身和配偶同属β型极轻型或轻型地中海贫血病人，子女将有1/4的机会完全正常、1/2的机会成为轻型贫血病人，1/4的机会成为中型或重型贫血病人。鉴于本病缺少根治的方法，临床中、重型预后不良，故在婚配方面医生应向有阳性家族史或病人提出医学建议，进行婚前检查和胎儿产前基因诊断，避免下一代患儿的发生。

骨髓增生异常综合征

几乎所有病人均有贫血症状，如乏力疲倦、心悸、气短等；合并中性粒细胞减少及功能低下的病人易合并感染，包括细菌及真菌混合感染，约 20%MDS 病人死于感染。血小板减少的病人可导致出血，病人可发生脑出血而危及生命。部分病人有不明原因发热，MDS 病人可有中度以下的脾大。

本章问题由 董宝侠 医生回答

109. 什么是骨髓增生异常综合征?

骨髓增生异常综合征 (myelodysplastic syndromes，MDS) 是起源于造血干细胞的一组异质性髓系克隆性疾病，特点是髓系细胞分化及发育异常，表现为无效造血、难治性血细胞减少、造血功能衰竭，高风险向急性髓系白血病（AML）转化。临床表现为造血细胞在质和量上出现不同程度的异常变化。

110. 骨髓增生异常综合征有哪些病因?

MDS 发病原因尚未明了，推测是由于生物、化学、物理等因素引起的基因突变，染色体异常使某个恶变的细胞克隆性增生。业已公认，诱变剂如病毒、某些药物（如化疗药）、辐射（放疗）、工业反应剂（如苯、聚乙烯）以及环境污染等有致癌作用，诱变剂可引起染色体的重排或基因重排，也可能只引起基因表达的改变导致 MDS。但从细胞培养、细胞遗传学、分子生物学及临床研究均证实，MDS 是一种源于造血干/祖细胞水平的克隆性疾病。其发病原因与白血病类似。目前已经证明，至少 2 种淋巴细胞恶性增生性疾病成人 T 细胞白血病及皮肤 T 细胞型淋巴瘤是由反转录病毒感染所致。亦有实验证明，MDS 发病可能与反转录病毒作用或（和）细胞原癌基因突变、抑癌基因缺失或表达异常等因素有关。涉及 MDS 病人发病的常见原癌基因为 N-ras 基因。Ras 基因家族分为 H、N、K 三种，MDS 病人中最常见的为 N-ras 基因突变，发生在第 12、13、61 位的外显子上，突变后 N-ras 基因编码蛋白表达异常，干扰了细胞正常增生和分化信号，导致细胞增生和分化异常。亦有报告 MDS 病人 p53、Rb 抑癌基因表达异常，但上述基因改变多在 MDS 较晚期 RAEB、RAEB-T 型病人中发生，在 MDS 早期 RA、RAS 中较少，提示用基因突变尚难解释全部 MDS 病人发病原因。继发性 MDS 病人常有明显发病诱因，苯类芳香烃化合物、化疗药物尤其是烷化剂、放射线均可诱导细胞基因突变而导致 MDS 或其他肿瘤发生。此外，MDS 多发生于中老年，年龄是否可降低细胞内修复基因突变功能，亦可能是致病因素之一。

111. 骨髓增生异常综合征发病率高吗？

MDS 发病率为（10 ~ 12）/10 万人口，多累及中老年人，50 岁以上的病例占 50% ~ 70%，男女之比为 2 : 1。

112. 骨髓增生异常综合征的发病机制是什么？

MDS 病人在致病因素作用下，引起病人造血干细胞损伤。用 G6PD 同工酶类型、X 染色体伴限制性长度片段多态性甲基化、X 染色体失活分析等方法已确定大部分 MDS 是病变发生在造血干细胞水平的克罗恩病，因而不但髓系、红系、巨核系细胞受累，淋巴细胞系亦受影响，导致 T、B 细胞数量和功能异常，临床表现为免疫缺陷或自身免疫性疾病。但在部分病人中其发病可仅局限在粒系、红系、巨核系、巨噬祖细胞水平，仅有粒系、红系、巨核系、巨噬细胞等受累而无淋巴细胞受累。

MDS 发病具有阶段特性，可能与不同原癌基因和抑癌基因的变化有关，原癌基因活化包括基因过量表达、扩张、重排、易位、点突变等，抑癌基因变化包括等位基因丢失、缺失、重排、突变、表达下降等，造血干细胞在不同的增生分化阶段受不同的原癌基因和抑癌基因调控，这种调控是通过其表达产物如生长因子、细胞表面受体、酪氨酸激酶类、ATP、胞质苏氨酸/丝氨酸类、核蛋白类等完成，这些表达产物按严格的程序直接参与细胞增生分化的各个生理步骤，如某一生理环节由于原癌基因或抑癌基因调控失常，会引起细胞增生分化的紊乱，导致 MDS 或其他疾病。

在 MDS 发病初期某些有原癌基因或抑癌基因变化的造血干细胞虽然伴有自身增生分化功能的某种异常，但仍可长期处于相对稳定阶段，此时病人临床病情稳定，仅有轻度贫血，白细胞、血小板减少，但当这一异常克隆进一步进展恶化时，此克隆衍生而来的另一种伴有染色体畸变的亚克隆干细胞作为主要造血干细胞来代替造血。染色体畸变使这一干细胞有更明显的增生分化异常，生成的各系不同阶段血细胞常常不能分化成熟，中途凋亡比例增加，使外周血三系血细胞进一步减少，反馈刺激骨髓异常造血干细胞加强增生，形成骨髓过度增生伴有病态造血表现。过度增生的异常克隆造血干细胞常有两种演变途径：一为由于过度增生逐渐演变为造血能力衰亡，骨髓可转为增生低下，临床表现为造血功能衰竭，为半数以上 MDS 病人死亡原因；另一种演变为急性白血病，由 MDS 转变为急性白血病大多为急性髓系细胞性白血病，仅极少数为急性淋巴细胞白血病，化疗效果差，常不易缓解，即使缓解，缓解期也短。

113. 骨髓增生异常综合征有哪些临床表现？

（1）多见贫血　骨髓增生异常综合征的临床表现无特殊性，此病病人通常起病缓慢，少数病人具有起病急剧的特点，一般从发病开始转化为白血病，此病病人在一年之内约有 50% 以上会转化为白血病，其中有贫血病人占 90%，此类型病人就会有面色苍白，乏力，活动后心悸、气短等特点；当老年人出现贫血后会使原有的慢性心、肺疾病加重，此时出现发热的病人会占 50%，其中原因不明性发热占 10% ~ 15%，此时病人会表现为反复发生的感染及发热，其中感染部位以呼吸道、肛门周围和泌尿系最多。

（2）出血　人们能够提前知晓骨髓增生异常综合征病人的症状表现，就会在自身有很多部位出血的情况时及时来医院检查治疗，目前因此病导致出血的病人占出血总病人数的 20%，其中常见的出血部位包括呼吸道及消化道，有些病人也会有颅内出血，早期的出血症状较轻，大多是皮肤黏膜出血、牙龈出血或鼻出血；而女性病人就会有月经过多等表现。一旦病情到了晚期，病人就会有出血趋势加重，而脑出血成为病人死亡的主要原因之一。

（3）脾、肝大　脾、肝大几乎是每位骨髓增生异常综合征病人都会出现的症状，病人偶尔会发现左上腹有一肿块，有人认为脾大程度与病程有关，脾肋下每 1 厘米代表一年病程；而且由于脾大，病人经常有腹部饱满或沉重压迫的感觉，对脾触之坚实，一般无压痛；但如脾增大太快，人们就会因脾局部梗死而发生局部疼痛，甚至可以听到摩擦音。

（4）容易感染　病人得骨髓增生异常综合征之后，会因粒细胞减少和功能异常导致感染发生，病情初期比较稳定，病人多无严重的感染与发热，后期容易合并感染；由于免疫力低下，容易引起潜在性脓疡以及化脓性关节炎、结核、绿脓杆菌性结膜炎、坏疽等不常见的感染；真菌感染在后期较普遍，败血症也会成为疾病终末期的合并症和主要的死亡原因。

114. 如何诊断骨髓增生异常综合征?

（1）血象　外周血全血细胞减少，其程度依不同分型而异。如难治性贫血（RA）以贫血为主，难治性贫血伴有原始细胞增多（RAEB）或转变中的 RAEB（RAEB-t）则常有明显的全血细胞减少。

（2）骨髓象　大多数病人骨髓增生明显或极度活跃，少数增生正常或减低。细胞形态异常反映了 MDS 的病态造血。红系各阶段幼稚细胞常伴类巨幼样变，核浆成熟失衡，红细胞体积大或呈卵圆形，有嗜碱点彩、核碎裂和 Howell-Jolly 小体。RA-s 能检出环形铁粒幼细胞。

粒系在 RAEB 和 RAEB-t 均可见原始细胞比例高于正常。粒细胞质内颗粒粗大或减少，核分叶过多或过少，出现 Pelger-Huët 畸形。部分胞浆内出现 Auer 小体。巨核细胞在数和质方面均可有异常，多数巨核细胞增多。检出小巨核细胞是 MDS 的支持诊断指标之一。血小板体积大，颗粒少。

骨髓活检在 MDS 的诊断中已广泛应用，不仅提供诊断依据，还有助于预测预后。骨髓病理切片中各系病态造血更加明显，特别是粒系。若发现 3 个以上原粒与早粒聚集成簇，位于小梁间区或小梁旁区，即所谓"幼稚前体细胞异常定位"（abnormal localization of immature precursor，ALIP)，是 MDS 骨髓组织的病理学特征。凡 ALIP 阳性者，其向急性白血病转化可能性大，早期死亡率高。反之，则预后较好。

（3）细胞遗传学研究　MDS 是一种多能造血干细胞水平上突变的获得性克隆性疾病。过去，采用标准的染色体，31% ~ 49% 的原发性 MDS 病人中发现有某种染色体缺陷。近年，随着染色体技术的改进，异常克隆的检出率显著提高。特异性染色体改变有 -7/del 7q，+8、-5/del 5q 和累及第 5、第 7 和第 20 号染色体的复合染色体异常。非特异性染色体改变，如环形染色体、双着丝点染色体及染色体断裂等。染色体的检查对预测预后具有一定价值，骨髓中有细胞遗传学异常克隆的病人，其技术转化为急性白血病的可能性大得多，特别是 -7/del 7q 和复合缺陷者，约 72% 转化为急性白血病，中数生存期短，预后差。

（4）体外骨髓培养的研究　在 MDS 病人体外细胞培养中已发现的异常结果有：混合集落（CFU-GEMM）多不生长；原始细胞祖细胞（BCP）部分病例生长，部分不生长；粒细胞 - 单核细胞集落（CFU-GM）生成率减少；CFU-GM 集落比例增加；液体与软琼脂培养中成熟障碍；幼稚红系祖细胞的爆式集落形成单位（BFU-E）和成熟红系祖细胞的集落形成单位（CFU-E）生成率降低或不生长。上述变化随着疾病进展，常可在体外骨髓培养中看到，如 CFU-GM 生成率进行性减少及集落比例逐渐增加的趋势。体外培养的异常程度与向白血病转化的可能性关系密切。

115. 骨髓增生异常综合征需与哪些疾病进行鉴别诊断?

MDS 的典型特征是外周血三系血细胞减少、骨髓增生活跃、骨髓中有一系以上的病态造血表现。具备上述 3 个特点时容易做出诊断。但 10% 左右的 MDS 病人就诊时可表现为骨髓增生低下,约 1/4 的病人无明显病态造血表现,此时需与巨幼细胞性贫血、再生障碍性贫血、溶血性贫血及其他骨髓增生性疾患鉴别。

116. 骨髓增生异常综合征如何与其他疾病进行鉴别诊断?

(1)综合判断 鉴别诊断的指标包括血清叶酸、维生素 B_{12}、Coombs、Ham、蛇毒溶血试验、CD55 和 CD59 阴性细胞的检测等有关溶血性贫血的检查,骨髓核素显像,细胞免疫表型,染色体,N-ras 基因突变,axl 基因表达,造血祖细胞培养等。如血清叶酸、维生素 B_{12} 正常,溶血试验阴性,而伴有以下指标 1 项或多项:染色体畸变;造血祖细胞集落生成减少;集簇 / 集落增加;骨髓核素显像外周及中心造血组织正常或虽减低,但伴有多个灶性造血灶;骨髓单个核细胞 CD34 比例明显增多;N-ras 基因突变;axl 基因表达增加;erb-A、erb-B 表达增加等均支持 MDS 的诊断。

(2)连续观察临床病情改变 营养性巨幼细胞贫血、阵发性睡眠性血红蛋白尿症 (PNH) 可有病态造血但在治疗后可消失。MDS 病人病程中 FAB 亚型可以相互转化。大多数情况下按 RA 或 RAS-RAEB → RAEB-T 顺序转化,但亦可由于治疗或其他未知因素作用由 RAEB 转为 RA 或 RAS,由 RAEB-T 转为 RAEB 或 RA。骨髓增生程度亦可以由增生活跃转为增生低下,由增生低下转为增生活跃。骨髓中病态造血亦可由无到有,由有到无。临床上通过连续观察病人病情改变,在除外了其他疾病后,在某一阶段出现典型 MDS 的特征即可确诊。

（3）试验治疗 经 1 个月按正规剂量补充叶酸、维生素 B_{12} 而病人无明显贫血改善，可基本排除巨幼细胞性贫血。应用雄性激素＋免疫抑制剂治疗半年以上，病情无改善，大多不支持再生障碍性贫血诊断。应用肾上腺皮质激素和免疫抑制剂有效，可能支持溶血性贫血或原发性血小板减少性紫癜。应用上述试验治疗并结合其他本病特点，可排除临床上易于与 MDS 混淆的有关疾病，从而有助于 MDS 的诊断。但少数病例鉴别困难，需临床长期随访。

117. 骨髓增生异常综合征有哪些常见核型异常？

核型异常：MDS 病人骨髓细胞核型异常，其中以 –5、–7、8、5q–，7q–，11q–，12q–，20q– 较为多见。特异性染色体改变有 –7/del 7q，+8，–5/del 5q。

118. 骨髓增生异常综合征的预后如何？

MDS 的病程大致有以下三种主要演变模式：

（1）第一种模式 病人病情稳定，骨髓中原始细胞不增多或轻微增多，但不超过 5%。随诊中从未发生白血病转变，仅靠一般支持治疗可存活数年，甚至十多年。

（2）第二种模式 病人初期病情稳定，与第一种相似，骨髓中原始细胞不增多或轻度增多，但一般 < 10%。经过一段时间以后，骨髓中原始细胞突然迅速增多，转变为 AML。

（3）第三种模式 病人骨髓中原始细胞缓渐地进行性增多，临床病情随之进展，直至转变为 AML。MDS 病人骨髓细胞生物学特性的异常改变常提示发生白血病转变的可能性，如出现新的染色体异常或癌基因异常、细胞周期延长、体外培养呈现白血病样生长模式等。

MDS 发生白血病转变时几乎全是转变为急性髓系白血病（AML）。

以 M_1、M_2、M_4、M_6 亚型为多。也有报道说个别病例转变为急性淋巴细胞白血病或髓淋混合型白血病。

119. 如何评估骨髓增生异常综合征的预后？

1997 年，国际 MDS 危险分析专题讨论会综合一些大系列的 MDS 预后资料，经过对各个重要预后因素的逐个分析，确定骨髓原始细胞百分比、骨髓造血细胞染色体核型和外周血细胞减少系列数最具有预后意义。据此提出一个 MDS 国际预后积分系统 (international prognostic scoring system，IPSS)，将 MDS 分为低危、中危 I 、中危 II 和高危四个组，对提示病人的生存期及白血病转变具有肯定意义。IPSS 提出后，很快得到一些研究者的验证和认同，现已取代其他的预后积分系统，而被广泛接受。不少研究者已将它视为一个提示预后和指导治疗的临床 MDS 分型方案。

120. 骨髓增生异常综合征的诊断依据是什么？

MDS 尚缺乏诊断的"金标准"，主要是一种排除性诊断。诊断依据包括必备条件及确定条件。

（1）必备条件　①血细胞减少及相应临床表现，病史＞6 个月；②除外可引起上述改变的所有其他造血组织及非造血组织疾患。

（2）确定条件　①骨髓典型的病态造血及相应的细胞比例（病态造血细胞 10%，环状铁幼粒细胞 15%）；②原始细胞 0.05 ~ 0.19；③典型的染色体异常。

121. 骨髓增生异常综合征的临床分型有哪些？

（1）难治性血细胞减少伴单系发育异常（RCUD）。

①难治性贫血（RA）。

②难治性中性粒细胞减少（RN）。

③难治性血小板减少（RT）。

（2）难治性贫血伴有环形铁粒幼细胞（RARS）。

（3）难治性血细胞减少伴有多系发育异常（RCMD）。

（4）难治性贫血伴有原始细胞过多 –I 型（RAEB-I）。

（5）难治性贫血伴有原始细胞过多 –II 型（RAEB-II）。

（6）MDS 不能分类（MDS-u）。

（7）MDS 伴有单纯 5q–。

122. 骨髓增生异常综合征的治疗原则是什么？

MDS 的治疗原则包括支持治疗、低强度治疗及高强度治疗，共同目的为改善病人的生存质量。低强度治疗主要原则是改善造血功能，主要用于低危病人。高强度治疗包括诱导缓解化疗及造血干细胞移植，可能改变病人自然病程（即延长生存期、减少向 AML 转化），但亦增加治疗相关的并发症及死亡率，主要用于高危病人。选择高强度治疗方法治疗 MDS 病人时必须考虑他们的年龄及临床状态。

（1）支持治疗。输注血细胞，约 80% 的病人需要输注红细胞、血小板显著减少应输注血小板悬液。合并感染时积极抗感染治疗。

（2）去铁治疗。接受去铁治疗的指征是 IPSS 低危和（或）中危 MDS 病人。已累计输红细胞 ≥ 25 单位（约 5 克铁）或血清铁蛋白 > 1500 微克 / 升，常用去铁胺。

（3）造血刺激因子治疗。对于 RA/RAEB 的病人，皮下注射 EPO 是输血的一个较好的替代治疗措施。

（4）诱导分化治疗。小剂量维甲酸可诱导幼稚细胞分化，三氧化二砷除诱导幼稚细胞分化外，尚可使进展期 MDS 细胞的凋亡增加，减少 MDS 病人骨髓原始细胞。

（5）免疫抑制治疗。环孢素 A 治疗低危 MDS，部分在 3 个月左右出现血液学反应。

（6）抗血管新生药物治疗。近年来发现沙利度胺、来那度胺在 MDS 中具有免疫调节和抗血管生成作用，主要适用于中危 -2 及高危病人。

（7）去甲基化治疗。适应证主要为高危病例 RAEB，包括 5- 氮杂胞苷、地西他滨。

（8）法尼基转移酶抑制剂。

（9）化疗诱导缓解治疗。

（10）异基因造血干细胞治疗。

骨 髓 增 殖 性 疾 病

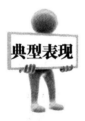

典型表现

    骨髓增生性疾病是多能髓样干细胞肿瘤性增生引起的一组疾病，常表现为多能髓样干细胞所属的细胞系（包括红细胞、血小板、粒－单核细胞系）中的一系或多系细胞的恶性增生。

本章问题由 **张涛** 医生回答

123. 什么是骨髓增殖性疾病?

骨髓增殖性疾病（MPD）是一组造血干细胞肿瘤增生性疾病，在骨髓细胞普遍增生的基础上有一个系列细胞尤其突出，呈持续不断的过度增殖。

124. 骨髓增殖性疾病分哪几种类型?

临床上根据增生为主细胞系列的不同分为 4 种：

（1）以红细胞系增生为主者称真性红细胞增多症。

（2）以粒细胞系增生为主者称慢性粒细胞白血病（CML）。

（3）以巨核细胞系增生为主者称原发性血小板增多症。

（4）以原纤维细胞增生为主者称原发性骨髓纤维化症。本组疾病原因未明，多见于中、老年人。

真性红细胞增多症

125. 什么是真性红细胞增多症?

真性红细胞增多症是不明原因的全身红细胞总量明显高于正常，俗称多血症，30％的病人并发骨髓纤维化，最后引起骨髓衰竭，约10％的病人演变成急性白血病。本病起病缓慢，由于循环中红细胞和血液黏稠度均增高，则引起头痛、头晕，有的可发生出血和血栓。可有血压增高和脾大，外周血血红蛋白高达 18 ～ 23 克 / 分升，红血球压积 55% ～ 80%，同位素测定红细胞容量增加（男 ≥ 36 毫升 / 千克，女 ≥ 32 毫升 / 千克），血氧饱和度 > 92%，除外其他继发性红细胞增多症后即可诊断。放血为方便易行的对症疗法，可在短期内使血容量降至正常，放射性核素磷、羟基脲或马利兰也均有明显的疗效。

126. 真性红细胞增多症有哪些临床表现？

（1）血管与神经系统症状　因血容量增多，血液黏滞度增高，导致全身各脏器血流缓慢和组织缺血。早期可出现头痛、眩晕、疲乏、耳鸣、眼花、健忘等类似神经症症状。重者复视、视力模糊。

（2）血栓形成、栓塞或静脉炎　当血流显著缓慢，尤其伴有血小板增多时，可有血栓形成和梗死。血栓形成最常见于四肢、肠系膜、脑及冠状血管。严重时出现瘫痪症状。

（3）出血倾向　由于血管充血、内膜损伤以及血小板第 3 因子减少、血块回缩不良等原因，可有出血倾向。最常见于皮肤瘀斑、牙龈出血，有时可见创伤或手术后出血不止。

（4）皮肤瘙痒及消化性溃疡　本病嗜碱性粒细胞也增多，嗜碱颗粒富有组胺，大量释放刺激胃腺壁细胞，可导致消化性溃疡，刺激皮肤可有明显瘙痒。

（5）高尿酸血症　可产生继发性痛风、肾结石及肾功能损害。

（6）约半数病例有高血压　合并高血压而脾不大称为 Gaisbock 综合征。

127. 常见的红细胞增多症有哪些原因？

引起红细胞增多的常见原因如下：

（1）病因不明，如真性红细胞增多症，老年人常见。

（2）促红细胞生成素（EPO）反应性增多，常见于新生儿红细胞增多症、高原性红细胞增多症、慢性肺脏疾患（如肺气肿、支气管扩张、慢性支气管炎、肺源性心脏病等）、心血管疾病（如发绀型先天性心脏病、后天获得性心脏病、动静脉瘘、血红蛋白病）、异常血红素疾病（如高铁血红蛋白血症、一氧化碳血红蛋白血症及硫化血红蛋白血症）。

（3）促红细胞生成素非生理性增多，常见于肾疾病如肾癌、肾盂积水、多囊肾，小脑成血管细胞癌，肝癌，子宫肌瘤，嗜铬细胞瘤及卵巢癌等。

128. 真性红细胞增多症可以行放血治疗吗？

可以。静脉放血可在较短时间内使血容量降至正常，症状减轻，减少出血及血栓形成机会。每隔 2～3 天放血 200～400 毫升，直至红细胞数在 6.0×10^{12} 个 / 升以下，红细胞压积在 50% 以下。放血一次可维持疗效 1 个月以上。本法简便，可优先采用。较年轻病人，如无血栓并发症，可单独放血治疗。但放血后有引起红细胞及血小板反跳性增高的可能，反复放血又有加重缺铁倾向，宜注意；对老年及有心血管疾病病人，放血要谨慎，一次不宜超过 200～300 毫升，间隔期可稍延长。血细胞分离可单采大量红细胞，但应补充与单采等容积的同型血浆，放血时应同时静脉补液，以稀释血液。

原发性血小板增多症

129. 什么是原发性血小板增多症？

原发性血小板增多症是一种原因未明的骨髓增殖性疾病，其特征为骨髓巨核细胞异常增生伴血小板持续增多，同时伴有其他造血细胞轻度增生，常有反复自发性皮肤黏膜出血、血栓形成和脾大。因常有反复出血，故也称为"出血性血小板增多症"。本病发病率不高，发病年龄以 40 岁以上者为多。

130. 原发性血小板增多症的病因是什么？

本病的发病机制不清，与其他骨髓增殖性疾病一样，其发生可能是多种因素（放射化学、病毒和遗传因素）相互作用的结果。

131. 原发性血小板增多症的临床表现有哪些？

本病起病缓慢，表现不一。临床常见症状为自发性出血，其中以胃肠道出血最多，约有 20% 的病人伴有消化性溃疡；次之为鼻出血、齿龈出血、瘀斑或尿血。血栓形成也是本病的症状之一，发病部位不一，以微血管的栓塞较多见，可有肢端病变而发生缺血、发绀和坏疽，以及一过性脑缺血，偶可出现一时性黑矇。也有脾坏死、肠系膜血管栓塞，有时可见肺栓塞。神经症状也较常见，表现为头痛、感觉异常、视力障碍或癫痫样发作。脾大者约占 80%，肿大程度不一，一般为轻、中度；肝大者少见。

132. 原发性血小板增多症的并发症有哪些？

约 30% 的病人并发动脉或静脉血栓形成，常累及肢体静脉亦可发生在肝、脾、肾、肠系膜及门静脉等；心、脑、肾、等器官栓塞者可有相应临床症状；20% 无症状性脾梗死导致脾萎缩。

133. 继发性血小板增多症有哪些原因？

引起继发性血小板增多症的原因大致如下：

（1）感染和炎症性疾病，如结核病、骨髓炎、慢性肺炎和肺炎吸收期、节段性回肠炎、类风湿关节炎、急性风湿热、结节病、坏死性肉芽肿、肝硬化等。

（2）急性失血，溶血性贫血急性发作。

（3）肿瘤侵犯骨髓，如肺癌、胰腺癌、结肠癌、乳腺癌、卵巢癌、恶性淋巴瘤。

（4）无脾症，脾切除术后。

（5）药物因素，如肾上腺素、长春新碱。

（6）生理性因素，如分娩、体育运动。

（7）其他，如骨髓抑制恢复期的反跳现象。

134. 怎样鉴别原发性血小板增多症和继发性血小板增多症？

用下表所示方法鉴别。

原发性和继发性血小板增多症的鉴别

	继发性血小板增多症	原发性血小板增多症
病因	继发于某种因素	不明
病程	短，常为暂时性	长，持续性
血小板计数	一般 $<1000 \times 10^9$ 个 / 升	常 $>1000 \times 10^9$ 个 / 升
血小板生存时间	正常	正常或轻度缩短
血小板形态和功能	正常	常不正常
骨髓中巨核细胞	正常或轻度增多	显著增多，单个巨核细胞形成血小板数量显著增多
脾大	不常见	常见
白细胞计数	一般正常	常增多
血栓和出血	少见	常见

135. 原发性血小板增多症有哪些治疗方法？

原发性血小板增多症的治疗目的是血小板减少至正常或接近正常，以预防血栓及出血的发生。

（1）骨髓抑制性药物 白消安为常用有效的药物，宜用小剂量，开始4～6毫克/天。如要求血小板快速下降可选用羟基脲2～4克/天，3～4天后减至1克/天。环磷酰胺、苯丁酸氮芥、马法兰等都有效。当血小板数下降或症状缓解后，即可停药。如有复发可再用药。

（2）放射性核素磷（32P）　口服或静脉注射，首次剂量0.08～0.11MBq，如有必要，3月后再给药一次。一般不主张应用，因为其有诱发白血病的可能。

（3）血小板分离术　迅速减少血小板数量，改善症状。常用于胃肠道出血、妊娠及分娩、选择性手术前。

（4）干扰素　最近有人提出用α干扰素治疗原发性血小板增多症。可使巨核细胞生成抑制及血小板生存期缩短。

（5）其他　应用双嘧达莫、阿司匹林、消炎痛可防止血小板聚集。有血栓形成者用肝素或双香豆素类抗凝药。切脾是禁忌的。

136. 原发性血小板增多症病人应注意什么？

原发性血小板增多症病人需经常就诊，监测外周血象变化，及时调整用药，并了解疾病演变过程，注意自我保护，防止外伤出血，服用小剂量阿司匹林肠溶片，可降低血小板及血小板的聚集。

原发性骨髓纤维化

137. 什么是原发性骨髓纤维化？

原发性骨髓纤维化是造血干细胞的克隆性疾病，骨髓纤维组织弥漫增生，常伴有脾、肝等的髓外造血。与慢性粒细胞白血病（CML）、真性红细胞增多症、原发性血小板增多症并列，都属于骨髓增殖性肿瘤。

138. 原发性骨髓纤维化有哪些特点?

原发性骨髓纤维化（MF）可有下列特点：

（1）多见于中、老年人。

（2）病因不明，发病机理可能是具有多种潜在分化能力的骨髓造血干细胞的克隆性增殖，纤维组织增生发生在骨髓及肝、脾髓外造血灶的周围。

（3）主要病理改变是骨髓纤维化及肝、脾、淋巴结髓外造血。骨髓纤维化的发展分 3 期：全血细胞增生期（细胞期），骨髓萎缩、胶原形成与纤维化期（纤维化期），骨髓纤维化和骨质硬化期（硬化期）。

（4）起病隐匿，进展缓慢，脾大是重要的临床表现。

（5）外周血中可见幼稚粒细胞或有核红细胞。

（6）骨髓穿刺时表现"干抽"。

（7）骨髓病理切片显示胶原纤维或网状纤维显著增生。

（8）无特效治疗方法。

（9）病程长短不一，急性型病程短，慢性型病程较长。

139. 原发性骨髓纤维化如何进行分型?

一般将原发性骨髓纤维化分为 3 型：

（1）慢性型最常见。多发于 50 ~ 70 岁，起病缓慢。最突出的病症是脾大。

（2）急性型病程短，贫血及出血明显，肝、脾大不明显。

（3）儿童型见于 3 岁以下儿童，可有发热，发病急，贫血显著，多伴肝、脾及淋巴结肿大。

140. 原发性骨髓纤维化的并发症有哪些?

（1）门静脉高压。约 7% 的病人可以发生。病因可能是脾显著增大造成门脉血流增加，而细小门静脉血栓性闭塞导致肝内梗死。由于门静脉高压可以出现静脉曲张性出血或腹水。肝门静脉可以有血栓形成。症状性门静脉高压可以通过脾切除术，加或不加门体分流术来控制。

（2）脾梗死。可以出现急性或亚急性左上腹痛，可向左肩部放射，可伴恶心、发热。症状是自限性的，可以持续数天。治疗上以镇痛治疗为主。

（3）髓外造血。可以累及任何器官，引发相应的症状。可能会出现消化道出血、脊髓压迫症、癫痫发作、咯血和（或）胸腔积液。

（4）感染性并发症。

（5）骨质增生、肥大性骨关节病。也可能会出现骨膜炎，产生显著的疼痛和不适。可能需要非甾体类抗炎药（NSAIDs）或阿片类镇痛药进行对症。

（6）高尿酸血症，可以产生痛风或尿酸结石。需要予以别嘌呤醇有效控制尿酸水平。

141. 原发性骨髓纤维化的病因有哪些?

原发性骨髓纤维化病人，造血系统的改变最为显著。由于髓外造血也可累及其他器官系统。

研究表明，原发性骨髓纤维化病人髓系细胞由克隆性干细胞分化。但是，骨髓成纤维细胞、T 细胞是多克隆的。过度骨髓纤维化的病因仍不清楚。血小板、巨核细胞和单核细胞是分泌多种细胞因子，如转化生长因子 β（TGF-β）、血小板来源的生长因子（PDGF）、白细胞介素 1（IL-1）、表皮生长因子（EGF）和碱性成纤维细胞生长因子（bFGF）。可以导致成纤维细胞生成和细胞外基质的增殖。此外，

TGF-β 和 bFGFβ 可能造成了血管内皮细胞增殖和骨髓微血管生长。

新生血管形成是慢性骨髓增殖性肿瘤的主要标志。大约 70% 的骨髓纤维化病人骨髓中的微血管密度升高。在原发性骨髓纤维化病人的骨髓和髓外造血部位都有新生血管形成。血清血管内皮生长因子的水平升高是新生血管生成增加的主要机制。

142. 原发性骨髓纤维化有哪些症状?

（1）无症状。有 1/4 的原发性骨髓纤维化病人可以没有症状，因体检发现脾大或血细胞计数异常而就诊。如出现症状一般与贫血、脾大、高代谢状态、髓外造血、出血、骨骼变化、门静脉高压和相关免疫异常有关。

（2）贫血。可以是无效造血、红细胞发育不良和脾功能亢进的结果，可以导致易疲劳、虚弱、呼吸困难和心悸。

（3）脾大。可以导致早饱、左上腹不适。脾梗死、脾周围炎或包膜下血肿可以造成严重的左上腹或左肩疼痛。病人偶尔可以出现结肠压力相关的腹泻。

（4）高代谢状态。可以造成体重减轻、盗汗、低热、痛风和尿酸肾结石。

（5）1/4 的原发性骨髓纤维化病人都可以出现出血症状。严重程度各异，从皮肤瘀点到威胁生命的消化道大出血都有发生。血小板功能障碍、获得性 V 因子缺乏症、血小板减少症、弥散性血管内凝血（DIC）、食管静脉曲张、消化性溃疡等都是导致出血的可能原因。

（6）髓外造血引起的症状根据受累器官不同而不同，包括消化道出血、脊髓压迫、癫痫发作、血尿、腹水、心包积液、胸腔积液、咯血、呼吸衰竭等。

（7）门静脉高压可能会显著增加脾门静脉血流，降低肝血管的顺应性。可以发生腹水、食管胃底静脉曲张、消化道出血和肝性脑病。肝门静脉血栓形成也是可以出现的并发症。

（8）原发性骨髓纤维化的病人也可以出现骨质硬化，有可能会引发严重的关节和骨骼疼痛。

（9）半数原发性骨髓纤维化的病人存在体液免疫异常。可以检测到许多自身抗体和循环免疫复合物，有淀粉样变的报道。由于免疫缺陷容易发生感染，最常见的感染部位是肺。

143. 原发性骨髓纤维化如何治疗？

治疗应根据病人的临床表现及血液学表现而定，在疾病不同时期治疗也应作相应改变。

（1）降细胞治疗，适用于脾大，特别是有脾压迫症状和脾栓塞引起疼痛及血小板升高者，可选用羟基脲等。

（2）雄激素，改善贫血。

（3）干扰素，对伴有血小板增多的病人疗效较好。

（4）糖皮质激素，如强的松，适用于伴自身免疫溶血性贫血病人。

（5）造血干细胞移植，适用于年轻病人。

（6）促分化治疗，可用罗钙全口服治疗。

144. 原发性骨髓纤维化病人都需要治疗吗？

原发性骨髓纤维化（PMF）是一种进展缓慢、病程漫长的疾病，许多病人不经任何治疗可长期稳定，只有出现下列情况时才需治疗：

（1）巨脾且引起相应症状者。

（2）单项或多项血细胞数明显上升或减少者。

（3）骨骼疼痛者。

145. 是不是所有原发性骨髓纤维化病人都能进行放射治疗？

并不是所有原发性骨髓纤维化病人都要进行放射治疗，放射治疗主要有以下适应证：

（1）脾大伴脾周围炎或脾梗死引起的剧烈疼痛者。

（2）巨脾伴明显压迫症状，但又无法耐受脾切除术者。

（3）因腹膜或胸膜髓样化生引起的腹水或胸腔积液者。

（4）严重的局限性骨痛者。

（5）髓外纤维造血肿瘤。按不同适应证进行相应的局部放疗可暂时缓解症状，但作用往往短暂，仅维持 3.5 ~ 6 个月。放疗有时尚可加重血细胞减少，故目前应用较少。

146. 原发性骨髓纤维化的预后如何？

原发性骨髓纤维化病人的中位生存时间是 3.5 ~ 5.5 年。5 年生存率是年龄和性别相匹配的一般人群的一半。10 年生存率不到 20%。原发性骨髓纤维化病人常见的死亡原因是感染、出血、心功能不全、脾切除术相关并发症以及白血病转化。20% 的原发性骨髓纤维化的病人会在 10 年内发生白血病转化。

高龄和贫血是生存的不良预后因素。肾功能不全、肝功能不全和血栓形成也是死亡的常见原因。其他不良预后的因素还包括：高代谢症状，白细胞增多（白细胞计数范围 10 000 ~ 30 000 个 / 微升），白细胞减少，外周血可见原始细胞、幼稚粒细胞数增多、血小板减少（血小板计数 <100 000 个 / 微升）、染色体核型异常。原发性骨髓纤维化病人骨髓中血管明显增多。研究报道约 70% 的病人骨髓内微血管密度增加，并且是病人生存独立的不良预后因素。

147. 脾切除术可以治疗原发性骨髓纤维化吗？

脾切除术可以用于治疗门静脉高压、输血依赖的进展性贫血或羟基脲治疗无效的症状性脾大。脾切除术还用于严重的血小板减少。但是，疗效并不持续。骨髓纤维化的病人脾切除术后并发症的发生率明显增高，包括：感染、出血和血栓。死亡率在 9% ~ 38% 不等。脾切除术后还可能会出现明显的肝大和血小板增多症。据报道，脾切除术后原发性骨髓纤维化的转化率升高，可达 55%，而未进行脾切除术的病人只有 27%。脾切除术是骨髓纤维化转化为原发性骨髓纤维化的独立危险因素。

148. 原发性骨髓纤维化行放疗须注意什么？

放疗可用于治疗有症状的髓外造血，也用于治疗肿瘤或骨膜炎引发的疼痛。脾区照射对脾大或脾梗死有治疗反应，但是疗效短暂（中位疗效持续时间为 6 个月）。脾照射后，25% 的病人可能会出现持续的全血细胞减少。此外，脾区放疗后进行脾切除术，发生腹腔内出血的风险非常高。因此，只对无手术适应证的病人进行脾区放疗。

149. 原发性骨髓纤维化如何预防？

（1）避免接触放射线及苯、铅等化学物质。因职业需要经常暴露在这些损害性因素下者，应严格执行防护措施。

（2）加强营养，多补充蛋白质及各种维生素。可适当多进食补肾、养血的食物，如核桃、红枣、花生等。适用于贫血、虚弱等症状及化疗后骨髓抑制者。

（3）日常生活、饮食起居应有规律，劳逸结合，饮食应有节制，尤其要注意勿进食过多煎炸、熏烤、过焦、胶制食物。

150. 原发性骨髓纤维化病人饮食应该注意什么？

（1）供给易消化吸收的蛋白质食物，如牛奶、鸡蛋、鱼类、豆制品等，可提高机体抗癌力。其中牛奶和鸡蛋可改善化疗后蛋白质的紊乱。

（2）进食适量糖类，补充热量。由于化疗可使其体内的糖代谢遭到破坏，糖原急剧下降，血液中乳酸增多，不能再利用。病人在化疗期间补充葡萄糖的治疗效果较好。另外，宜多吃蜂蜜、米、面、马铃薯等含糖丰富的食物以补充热量。

（3）多吃有抗癌作用的食物，如甲鱼、蘑菇、黑木耳、大蒜、海藻、芥菜及蜂王浆等。

（4）宜多吃富含维生素 A、维生素 B、维生素 C、维生素 E 的食物，如新鲜蔬菜、水果、芝麻油、谷类、豆类以及动物内脏等。维生素 A 和维生素 C 有阻止细胞恶变和扩散，增加上皮细胞稳定性的作用；维生素 C 还可防止化疗损伤的一般症状，并可使白细胞水平上升；维生素 E 能促进细胞分裂，延迟细胞衰老；维生素 B_6 可促进病人食欲，减轻化疗引起的消化道症状。

（5）进行化疗的病人，宜少量多餐，可进食凉食、冷饮，但脾、肾阳虚的病人，则宜食用热性食物。鼓励进食易消化和清淡食物，避免刺激性食物，禁烟酒。特别是化疗期间嘱病人须多饮水，以稀释尿液，防止高浓度尿酸析出而发生结石。

（6）饮食多样化，注意色、香、味、美，以促进病人食欲。因脾、胃虚弱，烹调食物多采用蒸、煮、炖的方法，忌食难消化的食品。

白细胞减少症

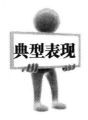

典型表现

　　白细胞减少症根据中性粒细胞减少的程度可分为轻度、中度、重度白细胞减少症。一般轻度减少的病人临床上不出现特殊症状，多表现为原发病症状；中度和重度减少者易发生感染和出现疲乏、无力、头晕、食欲减退等非特异性症状。

本章问题由 高广勋 医生回答

151. 什么是白细胞减少症?

凡外周血液中白细胞数持续低于 4×10^9 个 / 升时,统称白细胞减少症;若白细胞总数明显减少,低于 2×10^9 个 / 升,中性粒细胞绝对值低于 0.5×10^9 个 / 升,甚至消失者,称为粒细胞缺乏症。前者临床主要表现以乏力、头晕为主,常伴有食欲减退、四肢酸软、失眠多梦、低热、心悸、畏寒、腰酸等症状;后者多以突然发病,畏寒、高热、咽痛为主要症状。外周血中性粒细胞绝对计数在成人低于 2.0×10^9 个 / 升时,儿童 ≥ 10 岁低于 1.8×10^9 个 / 升或 < 10 岁低于 1.5×10^9 个 / 升时,称为中性粒细胞减少(neutropenia);严重者低于 0.5×10^9 个 / 升时,称为粒细胞缺乏症(agranulocytosis)。

152. 白细胞减少症和(或)粒细胞减少症的病因是什么?

白细胞减少症和(或)粒细胞减少症的原发者(原因不明)少见,多为继发性。常见的发病机制为:粒细胞增生减低,如感染、电离辐射、抗肿瘤或其他药物影响;粒细胞成熟障碍,见于巨幼细胞性贫血、再生障碍性贫血、骨髓增生异常综合征等;粒细胞寿命缩短,如脾亢、感染、炎症或某些药物作用;粒细胞分布异常,循环池内的粒细胞迁移至边缘池,粒细胞计数减少,注射肾上腺激素后,粒细胞从边缘池进入循环池,计数恢复正常,此种情况与过敏、病毒血症、溶血及血流动力学改变等因素有关。

153. 得了白细胞减少症和（或）粒细胞减少症，会出现什么症状？

大多数病人起病缓慢，有头晕、乏力、心悸、低热、失眠、咽喉炎及黏膜溃疡等。慢性原发性中性粒细胞减少症多见于40岁以下女性，病程长，白细胞长期有中至重度减低伴中性粒细胞明显减少或完全缺乏，但很少合并严重感染。慢性家族性中性粒细胞减少症为一良性、常染色体显性遗传性疾病，以持续的中性粒细胞减少及反复感染为特征。周期性中性粒细胞减少症病程迁延多年，血中中性粒细胞周期性减少，常间隔21天（15～45天）发作1次，每次持续约1周，发作时全身不适，头痛、发热，伴有咽部或其他部位感染。

154. 我得了白细胞减少症和（或）粒细胞减少症，医生说要抽血、抽骨髓化验，到底在检查什么？

血液化验是为了观察血象。通常可能会看到血象显示白细胞及中性粒细胞减少。骨髓呈正常或轻度增生，粒细胞增生不良或成熟障碍，伴粒细胞形态异常，如胞浆出现中毒颗粒、空泡及核固缩等。做骨髓干细胞体外培养，是为了观察骨髓中 GM-CFU 培养的生长特点，以鉴别是干细胞增殖有缺陷，还是体液因素异常。

除此之外，我们通常还做如下检查：

（1）血清溶菌酶测定 血清溶菌酶主要来自中性粒细胞和单核细胞的崩解，故溶菌酶升高可作为外周血中性粒细胞破坏过多的证据。

（2）白细胞抗体测定 常用白细胞凝集试验，间接反映粒细胞是否遭受破坏。

（3）粒细胞寿命测定 一般采用同位素标记法，技术设备要求较高，难以普及。

（4）肾上腺素试验 1∶1000肾上腺素0.3毫升，皮下注射，注射前、后 20 分钟各做白细胞计数检查 1 次，如粒细胞绝对值增加至注射前的 1 倍以上，且病人无脾大，则为阳性，说明病人可能为假性粒细胞减少症，循环池的粒细胞迁移至边缘池。

155. 得了白细胞减少症和（或）粒细胞减少症，应该如何治疗？

（1）尽可能去除一切可能导致白细胞和粒细胞减少的因素，治疗原发病。

（2）注意营养，供给足够的维生素 C 和 B 族维生素。

（3）积极防治各种感染，为提高免疫功能。

（4）刺激白细胞生长的药物，该类药物种类很多，包括维生素 B_4、维生素 B_6、利血生、胺肽素、鲨肝醇、肌苷（均按常规剂量用药）及碳酸锂。一般认为上述药物疗效不确定。

（5）免疫抑制剂，确诊为免疫性粒细胞减少者，可用糖皮质激素类；无效者可试用其他免疫抑制剂，如硫唑嘌呤、长春新碱，每周 1 次，无效者停用；环磷酰胺，口服，用药 4 ~ 6 周，无效者停药，有效者可用最小剂量维持适当时间。

（6）明显脾大，脾功能亢进者，可考虑脾切除治疗。

（7）细胞因子治疗，在伴有反复感染，难以控制的情况下，可在抗感染的基础上加用粒细胞集落刺激因子（G-CSF）皮下注射，或粒 / 巨噬细胞集落刺激因子（GM-CSF）皮下注射。以上用药至白细胞和粒细胞正常后，逐渐减量至停用。

156. 得了白细胞减少症和（或）粒细胞减少症，饮食上需注意什么？

饮食宜清淡而富于营养，如大枣、黑木耳、瘦猪肉、熟牛肉等。急性粒细胞缺乏的感染期，要慎食温补的食物，如辛辣、羊肉、虾、蟹等发物。

忌偏食：此外，不可偏食，忌肥甘厚腻，忌烟、酒及辛辣、刺激性食物，以防它们胃肠燥热而运化失调，引起神经兴奋而导致失眠，使消化、吸收功能发生障碍，妨碍白细胞的回升。此外，不可偏食，偏食可引起某些营养成分的不足。

157. 得了白细胞减少症和（或）粒细胞减少症，日常生活中要注意什么？

（1）生活调理

①注意气候的变化，及时增减衣被，防止感受外邪而发病。

②慎重接触可能引起骨髓抑制的各种理化因素（如放射线、烷化剂等）。

③避免过度劳累。

（2）精神调理　应避免精神刺激和劳神过度，因为阳气烦劳则张，不利于身体的恢复。在缓解期间适当参加体育活动如太极拳、散步、游泳等健身活动，增加肺活量，促进气血旺盛和流通。

158. 要如何预防白细胞减少症和（或）粒细胞减少症？

（1）注意饮食，避免生冷及不洁饮食以免消化系统感染。

（2）尽量避免去公共场所，以防止呼吸道感染。

（3）避免服用造成骨髓损害或白细胞减少的药物。

注意临床用药：慎用可引起白细胞减少的药物，如某些抗生素、抗肿瘤药物及解热镇痛药，应定期检查白细胞，严格掌握药量、用药时间，一经发现白细胞减少，应立即停药。

（4）避免接触造成骨髓损害的化学物质及放射性物质。

①接触放射线工作人员，注意安全防护，定期检查血象，如发现白细胞减少，立即调离岗位。

②对接触苯、二甲苯类有毒化学品的工作人员，要定期查血象。

（5）对患传染病、血液病、免疫性疾病的病人，应积极治疗原发病。

（6）对营养障碍者，应有针对性地检查及纠正。

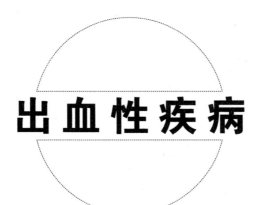

出血性疾病

典型表现

①皮肤黏膜下出血：出血点、紫癜、瘀斑、口腔黏膜血疱、鼻出血、牙龈出血。②深部组织出血：较深皮下、肌肉、关节腔及浆膜腔等部位。③内脏出血：咯血、呕血、便血、血尿。

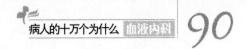

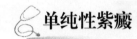
本章问题由 **杨岚** 医生回答

单纯性紫癜

159. 单纯性紫癜的发病原因是什么?

病因不明，发病可能与下列因素有关：

（1）可能是一种毛细血管壁异常引起的出血性疾病。

（2）多见于青年女性和儿童，易发作于月经期，推测可能与雌激素增多、毛细血管通透性增加有关。

（3）血小板功能异常可能是其病因之一。

（4）约 1/3 的病人有抗血小板抗体阳性，可能与自身免疫有关。

160. 得了单纯性紫癜，会出现什么症状?

本病多发于儿童期及青春期女孩之月经期，大多数于两下肢、臀部皮肤反复出现出血点或瘀斑，不隆起于皮面，压之不褪色。数天或数周后，紫癜消退并遗留青色或黄褐色色素沉着斑，尔后逐渐消失。可再次出现皮肤紫癜，反复发生。单纯性紫癜亦偶见于两上肢，但不见于躯干。有的病人在皮肤紫癜出现时，伴有局部皮肤疼痛，一般不太剧烈。某些病人也可能为常染色体显性遗传所致，多见于女性，有阳性家族史，称为家族性单纯性紫癜。

161. 得了单纯性紫癜，要做什么检查？

止血功能的过筛试验均正常，毛细血管脆性试验阳性，部分病人可有 ADP、肾上腺素诱导的血小板聚集反应异常，少数可出现血小板对玻珠黏附率降低，抗血小板抗体阳性。

162. 如何鉴别自己是不是得了单纯性紫癜？

（1）阿司匹林样缺陷皮肤瘀斑　分布不均，黏膜出血明显，外伤手术出血较重，应与鉴别。本病是常染色体显性遗传病，血小板释放功能障碍，病人对阿司匹林特别敏感，血小板计数及血小板读 ADP 等诱聚剂的聚集反应正常，但血小板因子 3（PF3）有效性异常。

（2）过敏性紫癜　发病前，1～3周有低热、咽痛、全身乏力或上呼吸道感染史，皮肤紫癜，局限于四肢，尤其是下肢及臀部，躯干极少受累及。紫癜常成批反复发生、对称分布，可同时伴发皮肤水肿、荨麻疹。紫癜大小不等，初呈深红色，按之不褪色，可融合成片，形成瘀斑，数天内渐变成紫色、黄褐色、淡黄色，经 7～14 天逐渐消退。可伴腹痛、关节肿痛及血尿；血小板计数、功能及凝血相关检查正常。

163. 得了单纯性紫癜，要如何治疗？

本病无损健康，一般无需特殊治疗。常规剂量维生素 C、维生素 P（曲克芦丁）、卡巴克洛等口服，可改善血管壁通透性，减轻症状及发病频度。预后良好。

过敏性紫癜

164. 什么是过敏性紫癜?

过敏性紫癜（HSP）是一种小血管炎，以皮肤紫癜、关节炎、腹痛、血尿为主要表现。1801 年，Heberden 在《皮肤疾病》一书中，对过敏性紫癜进行了描述：一个 5 岁的男孩下肢有出血点，伴有腹痛、血便和血尿，以及痛性的皮下水肿。但是，疾病最终以 2 个德国医生的名字进行了命名。因为他们明确了过敏性紫癜的血管炎本质：1837 年，Jhan Schönlein 描述了非血小板减少性紫癜和关节疼痛的关系，他命名为风湿性紫癜。之后，他的学生 Eduard hyenoch 描述了本病还可以出现胃肠道和肾表现。

165. 过敏性紫癜是因为过敏导致的吗?

过敏性紫癜是一种免疫球蛋白 A（IgA）、补体 C3 和免疫复合物沉积在小动脉、毛细血管和小静脉的一种小血管炎，是免疫系统的一种疾病，其本质是超敏反应。其发生的具体机制不明，但感染是其发生的主要诱因，其中以链球菌感染为主；其次是药物（如青霉素、链霉素、磺胺类）、食物（鱼、蛋、奶），甚至寒冷、外伤、注射疫苗以及精神因素均可导致过敏性紫癜的发生。由于上述诱发疾病的物质均可统称为过敏原，又因该疾病常出现皮肤紫癜样皮疹的外在表现，因此被称为过敏性紫癜。

166. 过敏性紫癜的病因有哪些?

过敏性紫癜最常见的病因为感染，包括细菌、病毒、寄生虫等，其次为食物、药物，此外植物、花粉、疫苗、虫咬、寒冷等也可引起过敏性紫癜。

167. 过敏性紫癜是饮食过敏所致的吗?

过敏性紫癜的主要病因由过敏原导致，这些因素并不直接作用于血管，而是通过变态反应引起血管炎症反应从而致病，真正由食物过敏而诱发的过敏性紫癜在临床上比较少见。

168. 为什么孩子容易得过敏性紫癜?

过敏性紫癜是儿童常见病之一，属于自身免疫性疾病，发病急是其突出特点。近年来过敏性紫癜发病率呈上升的趋势，6～14岁儿童的发病率较高，患病儿童多数是过敏体质。引起小儿过敏性紫癜的原因有以下几类：

（1）感染　如小儿感冒、扁桃体炎、肺炎、腹泻、尿路感染、皮肤疮疖等，约半数患儿发病前的1～3周有上呼吸道感染史。

（2）食物　如鱼、虾、蛋、奶、酒、饮料、豆制品、韭菜、牛肉干等都能引起过敏性紫癜的发病，甚至使经治疗好转的病症复发。

（3）药物　如青霉素、磺胺类药物、生物制剂、各种预防针、血浆制品、血液等。

（4）毒素　如蜂、蛇、蝎子、蚊虫咬伤等也可能引起发病。

（5）某些异物　如花粉、柳絮、宠物的皮毛以及油漆、汽油、尘埃、化学物品、农药、化学纤维等等，患儿都可以因为接触这些物质而发病。

169. 过敏性紫癜的症状有哪些?

过敏性紫癜发病前多数有呼吸道感染、发热、头痛、乏力、纳差等前驱症状，少数可有腹痛、腹泻、呕吐、便血等胃肠道疾病。临床上以皮肤紫癜最多见，可伴胃肠道、关节及肾等器官的症状，因此，临床上将过敏性紫癜分为单纯皮肤型、关节型（风湿性紫癜）、胃肠型（腹型紫癜）、肾性及混合型等类型。

（1）单纯皮肤性紫癜　儿童较多见，常突然发病，损害局限于皮肤上，表现为针头至黄豆大的瘀点、瘀斑。主要发生于下肢，尤其是双小腿伸侧，面部和躯干甚为少见。皮疹分批陆续发出，大小不等，颜色深浅不一，每批经 2～3 周消退，由于反复发作，病程可达数月至数年之久。本型一般无全身不适，病情重者有发热、头痛等症状。

（2）关节型紫癜（风湿性紫癜）　起病时先有发热、咽痛、乏力、恶心、呕吐等前驱症状，尔后皮肤出现紫癜、风团、红斑，甚至有水疱、血疱、坏死或溃疡。皮肤损伤可发生于关节附近，伴关节疼痛是本型的主要特点，病程久者，关节可变形而影响关节功能。容易受累的关节有膝关节、肘关节、踝关节与腕关节等。此型可在数月至两三年内自愈，但容易复发。

（3）胃肠型紫癜（腹性紫癜）　本型多见于儿童及老年人，因为除皮肤有损害外，还有腹痛症状，所以称为胃肠型紫癜，表现为脐周或下腹部隐痛或绞痛，伴有食欲不振、恶心呕吐、便秘、腹泻以及便血等症状，个别可伴有肠套叠、肠穿孔，甚至死亡。

（4）肾型紫癜　小儿如果发生过敏性紫癜常伴有肾损害，称为肾型紫癜，常有血尿、蛋白尿、管型尿，严重者可发生肾衰竭，出现无尿、水肿、高血压等症状。患有这一型的过敏性紫癜，应及时到医院诊治，以免引起严重后果。

（5）混合型　除皮肤紫癜外，其他三型中有两型或两型以上合并存在。

（6）其他　除以上常见类型外，少数本病病人还可因病变累及眼部、脑及脑膜血管，而出现视神经萎缩、虹膜炎、视网膜出血及水肿、中枢神经系统相关症状、体征。

170. 过敏性紫癜必须用激素治疗吗？

过敏性紫癜的治疗主要是查找和祛除病原，尤其是隐匿性感染源，仅仅对于伴有关节痛、腹痛、便血的病人才需要使用激素。由于长期使用糖皮质激素可出现高血压、糖尿病、急性胃黏膜病变等不良反应，部分病人还可出现骨质疏松、股骨头坏死，所以单纯皮肤紫癜的病人可以应用副作用小的药物如维生素 C、芦丁片等。

171. 过敏性紫癜应该怎么治疗？

支持治疗为主，包括充分水化，以及监测腹部和肾脏并发症。

（1）大多数病人几周内可以康复，无需治疗。

（2）非甾体类抗炎药（NSAIDs）有助于缓解关节疼痛而并不加重皮肤紫癜。但是，对于肾功能不全的病人，NSAIDs 需要慎用。

（3）临床医生经常使用糖皮质激素治疗皮下水肿和肾炎。但是，尚无前瞻性对照研究可以证明其有效性。随机对照研究不支持用激素预防和治疗肾疾病，但是也有学者主张应用糖皮质激素。

（4）强的松的剂量为每天 1 毫克 / 千克，服用 2 周，然后在 2 周内减停，可缩短腹部和关节疼痛的持续时间，但要注意糖皮质激素的副作用。

（5）其他治疗方案也可以联合以下药物或处理方法：硫唑嘌呤、环磷酰胺、环孢素、双嘧达莫、血浆置换、高剂量静脉注射免疫球蛋白（IVIG）、达那唑或鱼油。重症过敏性紫癜性肾炎的治疗方案可以有：甲基强的松龙冲击治疗每天 30 毫克 / 千克，共 3 天，然后每天口服强的松 2 毫克 / 千克，共 2 个月；环磷酰胺每天 2 毫克 / 千克，共 2 个月以及双嘧达莫每天 5 毫克 / 千克，共 6 个月。最近的研究报道：成人重症过敏性紫癜糖皮质激素再加上血浆置换治疗可以获得良好疗效。

172. 腹型过敏性紫癜在什么情况下应采取手术治疗？

儿童腹型过敏性紫癜的特点是：腹痛症状严重，但体征相对较轻，反复发作，无固定的压痛点和反跳痛，腹痛多表现为脐周隐痛或者阵发性绞痛，可伴有恶心、呕吐、腹痛、黑粪、呕血、便血等。

此时应密切观察病情变化，必要时进行腹部 X 线、腹部 B 超或 CT 检查，禁水、禁食，进行补液，大多数经过抗炎、抗过敏对症处理后，均能自行缓解。

如果出现下列情况时，应及早进行手术干预：

（1）腹痛部位由原来不固定转为固定，腹痛呈现持续性发作，并伴有明显腹膜炎体征。

（2）经过治疗之后，皮肤紫癜逐渐消退，而腹部症状却呈进行性加重。

（3）患儿以腹痛为首发症状，数天后才出现皮肤紫癜，治疗之后腹部症状好转不明显。

（4）应用激素治疗紫癜的过程中，腹部症状没有缓解且有加重趋势。

（5）辅助检查提示阳性结果，腹部立位片发现气腹（肠穿孔），腹部 X 线发现气液平面（肠梗阻），腹部 B 超、CT 提示肠壁广泛水肿增厚，肠腔大量积液（肠梗阻），腹部 B 超、CT 可见明显双管症或者靶环症、同心圆征（肠套叠）。

（6）既往有过敏性紫癜的病史，或者已经诊断为过敏性紫癜，但腹部症状进展迅速和临床病史不符合。

173. 过敏性紫癜病人住院期间应注意什么？

一般需住院治疗的病人病情都相对较重，如皮疹分布面积大，有继发感染，伴有腹痛、关节疼痛、血尿、蛋白尿等一种或几种情况。那么在住院期间除严格遵医嘱用药治疗外，家属及病人还应注意以下几个方面：

（1）饮食控制　因 HSP 多为感染后免疫功能紊乱再由过敏原诱发，在发病期间机体处于高度敏感状态，原来不过敏的蔬菜、水果等，此时也可引起过敏反应。因此，饮食应以清淡、易消化食物为主，如稀饭、烂面条等。应禁食海鲜、奶制品、豆制品、肉类、酒、各种饮料及辛辣刺激性食物。过敏原检测结果也可做一定的饮食参考。如果是腹型

HSP病人出现呕血或剧烈腹痛时，应严格禁食。

（2）活动限制　急性期绝对卧床休息，避免劳累、情绪波动及精神刺激，防止昆虫叮咬。尤其是患儿，家属应特别注意护理，不要禁不住患儿的纠缠就带其出医院玩耍。在临床上遇到过很多这样的情况，皮疹已经消退殆尽，家属及病人高兴之余出去玩，一夜之间皮疹再发，第二天查房只能无奈地告诉家属，治疗时间要延长了。

（3）病情观察　虽然住院期间有医护人员注意病情变化，但不能忽视时刻陪护病人的家属第一时间捕捉病情变化的关键。家属随时观察有无新的皮疹出现，尿液的颜色，若出现呕吐、腹泻、便血等不要倒掉，应留置待医生查看，以利于分析病情。

（4）心理安抚　有研究显示，HSP患儿的心理、性格与HSP的类型、程度有关。另外，家属的心理状态也与治疗效果密切相关。一方面，由于病情反复、治疗效果不确定、长时间休学使得一些患儿产生了不正常情绪；另一方面，家属在得知患儿病情后会因过度担心产生焦虑、悲观情绪。因此，家属要了解HSP的基本知识，并给予患儿积极的心理支持。要相信科学、相信医护人员，积极配合治疗。尽量不要在患儿面前表现出悲观消极情绪，甚至责骂患儿。

174. 过敏性紫癜患儿出院回家后，应注意什么？

（1）保持良好心态，遵循医生开具的后期维持治疗用药，善于观察病情，如有变化及时复诊。

（2）在恢复期仍应注意生活习惯规律，多休息，避免剧烈运动及劳累，避免去人多的公共场所，防止交叉感染及减少接触可能过敏原的机会。

（3）合理调配饮食，在治疗后恢复期多吃富含维生素C、维生素K的食物（新鲜蔬菜、水果，特别是西红柿、西瓜、橘子）以保护血管和减低血管通透性。同时，仍应暂忌食上述致敏性食物和刺激性食物。在病情稳定期后可以逐渐小量开始食用肉类、奶制品等。也可行脱敏治疗。

随着现在城市空气质量变差及环境因素的影响，导致 HSP 的发病率较以往增多，但是如果患儿及家属与医护人员一起努力配合，相信能缩短病程，减少复发。

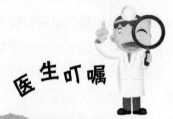

医生叮嘱

过敏性紫癜病人疾病发生时，一定注意避免感染、寒冷刺激、运动以及接触一些易导致过敏的药物、食物等。同时，要注意监测粪常规、尿常规等，及早发现重要脏器的损害，避免不良预后。

175. 过敏性紫癜病人可以做运动吗?

在急性期时，应避免感染、寒冷刺激以及剧烈运动等因素。若无重要脏器损害，疾病痊愈后，病人仍可以进行正常运动。

176. 过敏性紫癜可以预防吗?

现代医学尚无预防过敏性紫癜的办法，但可以通过采取合理措施降低过敏性紫癜的再发几率，防止复发。

（1）避免与致病原接触，如花粉、化学物品、油漆、汽油、尘螨等。

（2）过敏体质的人不要养宠物，尽量减少与动物皮毛的接触，特别是已经明确致敏原的患儿更应当注意。

（3）忌食刺激性食物、海鲜，疾病初期过敏原因不明者不吃过去未吃过的食物。饮食要卫生，不吃不洁瓜果及水生植物，以杜绝肠道寄生虫的感染。

（4）要加强锻炼，增强体质，提高机体对各种感染的免疫力，避免过敏性紫癜产生诱因。

（5）及时增减衣服，预防感冒，房间内定时通风换气，以保持居室内空气清新。

（6）如果每年到某个季节都会发生过敏性紫癜，可以事先服用中药，有一定的预防作用。

177. 过敏性紫癜反复发作该怎么办?

（1）首先要注意锻炼身体，减少感冒，从而减少复发。

（2）注意祛肠虫，阿苯达唑 2 片顿服即可。

（3）暂禁食鱼、虾、蟹、蛋、奶、海鲜等食品（半年）。

（4）感冒时尽量少用抗生素，如不发热，用一些中成药如板蓝根冲剂。

（5）定期查一查尿，如无异常，不必太担忧。本病部分病人可自行好转。

（6）继续服用一些抗组胺药，能坚持半年最好。

血小板减少症

178. 什么是血小板减少症?

血小板疾病是由于血小板数量减少（血小板减少症）或功能减退（血小板功能不全）导致止血栓形成不良和出血而引起的。血小板减少症可能源于血小板产生不足，脾对血小板的阻留，血小板破坏或利用增加以及被稀释。无论何种原因所致的严重血小板减少，都可引起典型的出血：多发性瘀斑，最常见于小腿；或在受轻微外伤的部位出现小的散在性瘀斑；黏膜出血（鼻出血、胃肠道、泌尿生殖道、阴道出血）；和手术后大量出血。胃肠道大量出血和中枢神经系统内出血可危及生命。

179. 血小板有哪些功能?

血小板的功能主要是促进止血和加速凝血，同时血小板还有维护毛细血管壁完整性的功能。血小板在止血和凝血过程中，具有形成血栓、堵塞创口、释放与凝血有关的各种因子等功能。在小血管破裂处，血小板聚集成血小板栓，堵住破裂口，并释放肾上腺素、5-羟色胺等具有收缩血管作用的物质，是促进血液凝固的重要因子之一。血小板还有营养和支持毛细血管内皮细胞的作用，使毛细血管的脆性减少。

血小板数量、质量异常可引起出血性疾病。数量减少见于血小板减少性紫癜、脾功能亢进、再生障碍性贫血和白血病等症。数量增多见于原发性血小板增多症、真性红细胞增多症等病症。质量异常可见于血小板无力症。

20世纪60年代以来已确证血小板有吞噬病毒、细菌和其他颗粒物的功能。血小板因能吞噬病毒而引人注目，在血小板内没有核遗传物质，被血小板吞噬的病毒将失去增殖的可能。临床上也见到患病毒性疾病时总出现血小板减少症。因此，血小板有可能与皮肤、黏膜和白细胞一样是构成机体对抗病毒的一道防线。

180. 血小板减少症应该做哪些检查?

外周血细胞计数是确定血小板减少症及其严重性的关键性检查，同时血涂片检查能为其病因检查提供线索。若血小板减少不伴有其他影响止血功能的疾病（例如肝疾病或弥散性血管内凝血），止血功能筛选检查则是正常的。骨髓象检查若在血涂片上见到除血小板减少以外的异常，有本检查适应证。本检查可提供巨核细胞的数量及形态的信息，并确定有或无引起骨髓功能衰竭疾病（例如骨髓异常增生）的存在。抗血小板抗体检查临床意义不大。若病人病史或检查提供 HIV 感染危险依据，应对其进行 HIV 抗体检查。

181. 引起血小板减少症的病因有哪些?

（1）减少或死亡　血小板减少的原因包括遗传性和获得性两种。获得性血小板生成减少是由于某些因素如药物、恶性肿瘤、感染、电离辐射等损伤造血干细胞或影响其在骨髓中增殖所致。这些因素可影响多个造血系统，常伴有不同程度的贫血、白细胞减少、骨髓巨核细胞明显减少。

（2）破坏过多　血小板减少的原因包括先天性和获得性两种。获得性血小板破坏过多包括免疫性和非免疫性。免疫性血小板破坏过多常见的有特发性血小板减少性紫癜和药物血小板减少。非免疫性血小板减少破坏过多包括感染、弥散性血管内凝血、血栓性血小板减少性紫癜等。

（3）脾内滞留过多　血小板减少的原因有可能是血小板在脾内滞留过多，最常见于脾功能亢进，这样容易导致血小板减少。

（4）与免疫性破坏有关

免疫性破坏：①药物相关抗体，产生相应抗体。②某些免疫反应异常疾病，均可引起免疫性血小板破坏。③感染相关血小板减少，常见于病毒及细菌感染。④同种免疫性血小板减少，见于输血后紫癜及新生儿紫癜。

非免疫性破坏：血管内膜粗糙，血管内异物引起血小板机械性破坏。如血管炎、人工心脏瓣膜、动脉插管、体外循环、血液透析等。弥散性血管内凝血、血栓性血小板减少性紫癜、溶血尿毒症综合征均伴有血小板减少，此与血小板消耗过多有关。

182. 血小板减少症有哪些并发症?

（1）黏膜出血。鼻出血，胃肠道和泌尿生殖道和阴道出血。

（2）手术后大量出血。

（3）胃肠道大量出血和中枢神经系统内出血可危及生命。

183. 血小板减少症有哪些中医治疗方法?

以往将本病分为血热、气虚、阴虚三种。近 10 年来又取得了新的认识。多数学者认为，本病为本虚标实之证。其主要病机为热、虚、瘀三种。有研究者认为本病与肝、脾、肾关系密切。脾主统血，脾气亏损则血不循经而外溢。肾藏精，主骨生髓，精能化血，肾虚则精血无以化生，故血小板减少。肝藏血，主疏泄，肝郁化火，则迫血妄行；肝气郁结，疏泄失常，气机不畅，气滞血瘀而成紫斑；肝虚而致藏血失职也可致出血；另外肝病可及脾。心主血，属火，心火亢盛，迫血妄行也可导致出血。综合各家观点，其热又有虚、实之分；瘀由火热伤络，络伤血瘀；或气虚血瘀、瘀伤血络。故本病的病因病机以虚为本，火伤血络，络伤血瘀是目标。从病位看，主要在肝、脾、肾三脏。急性型以热为主，慢性型虚、热、瘀俱见。用现在的医学来说是免疫系统的问题，研究发现运用中药治疗与修复免疫缺陷取得了成功。

184. 血小板低于正常就必须治疗吗?

正常情况下对于血小板计数（BPC）$\geq 30 \times 10^9$ 个 / 升且无明显出血的病人可以不治疗。若病人有出血症状，无论血小板减少程度如何，都应该积极治疗。依据《成人原发免疫性血小板减少症诊治的中国专家共识（修订版）》，血小板计数，口腔科检查：$\geq 20 \times 10^9$ 个 / 升；

拔牙或补牙：$\geqslant 30 \times 10^9$ 个 / 升；小手术：$\geqslant 50 \times 10^9$ 个 / 升；大手术：$\geqslant 80 \times 10^9$ 个 / 升；自然分娩：$\geqslant 50 \times 10^9$ 个 / 升；剖宫产：$\geqslant 80 \times 10^9$ 个 / 升是安全的。

185. 血小板减少症病人日常饮食应该注意什么？

血小板减少症病人的饮食，应供给高蛋白饮食，多食用牛奶、瘦肉、鱼类、蛋类、豆类等食品。中医认为血热则妄行，出血属热者，宜选用性偏寒凉的食物。蔬菜、水果中性凉者，多对止血有利。因此，在饮食配餐中应注意搭配，尤其是荸荠、莲藕、荠菜、黑木耳、梨、鲜枣等要多食用。此外，病人还可以经常吃猪手、鸡爪、花生皮。

186. 如何预防血小板减少症？

（1）日常生活中要适量摄入偏凉的食物。中医认为血热则妄行，出血属热者，宜选用性偏寒凉的食物。偏凉的食物对血液的流动有很好的作用。

（2）日常生活要保证有高蛋白饮食，饮食中宜多选用牛奶、瘦肉、鱼类、蛋类、豆类等食品。

（3）除了饮食预防疾病外，还可以通过日常的身体锻炼来增强体质，预防疾病的发生。坚持锻炼身体，运动强度不要过大，适当的运动能够促进身体的新陈代谢以及血液的循环。

187. 血小板减少症病人该怎么护理？

（1）治疗护理药物一般都是激素药物，能够减少血小板破坏及提高血小板数量，从而达到治疗血小板数量少的病症。因此，病人一定要注意卧床休息，防止严重出血。

（2）多吃蔬菜、水果对止血有利。血小板减少病人要多吃荸荠、莲藕、荠菜、黑木耳、大枣等食物，此外，病人还可以经常吃猪手、鸡爪、花生皮。

（3）要多食用含铁丰富的食物，一般该病的病人同时患有贫血，则在饮食中吃含铁丰富的食物，如动物肝、猪肚、禽类、瘦肉、蛋黄。这些食物可以很好地促进血液循环。

（4）坚持锻炼身体。运动强度不要过大，这样适当的运动能够促进身体的新陈代谢以及血液的循环。

188. 孕妇血小板减少应该吃什么？

有些女性在怀孕期间，经常会出现这样一系列症状，皮肤上有出血点，还会出现一些紫色斑块，刷牙时牙龈经常出血。您知道这是为什么吗？其实这就是血小板减少的一些症状表现。推荐以下几种美味粥给血小板减少的孕妇。

（1）赤小豆15克，红糯米30克，煮粥，加红糖一匙，每天食用一次。

（2）桂圆去壳12个，与红糯米煮粥，加红糖一匙，每天食用一次。

（3）红番茄丁两匙，红糖一匙，加入红米粥内，每天食用一次。

（4）五香猪肝或羊肝50克切末，加入食醋、食盐、味精等调味品，配食红米粥，每天食用一次。

（5）瘦肉末一匙，嫩菠菜（带根）50克，放入煮沸的红米粥内烫熟，加盐、味精、麻油适量，每天食用一次。

（6）将一枚鸡蛋打入煮沸的红米粥内，搅成蛋花；瘦肉火腿末两匙，蒸熟后连汤倒在粥上，加盐、味精适量，每天食用一次。

（7）菠菜50克，切碎放入煮沸的红米粥内烫熟，加盐、味精、麻油适量，每天食用一次。

（8）黑木耳15克，红枣15个，温水泡发洗净，放入小碗内，加水和冰糖适量，隔水蒸1小时，吃木耳、红枣（带皮），喝汤，每天食用一次。另外，花生衣也有升血小板的作用，可适当服用。

孕妇血小板减少，若不严重，就可以采用以上食疗方法进行治疗，没必要服用药物。但是，如果孕妇血小板减少严重，应该及时就医。

血小板减少性紫癜

189. 血小板减少性紫癜是什么病?

血小板减少性紫癜临床以皮肤黏膜或内脏出血为主要表现，严重者可有其他部位出血如鼻出血、牙龈渗血、妇女月经量过多或严重吐血、咯血、便血、尿血等症状，并发颅内出血是本病的致死病因。

190. 血小板减少性紫癜是由什么原因引起的?

（1）原发性或特发性血小板减少性紫癜临床上分 2 型，急性型与病毒感染有关，如风疹、麻疹、水痘、流行性腮腺炎、传染性单核细胞增生症及病毒性肝炎等。

（2）继发性或症状性血小板减少性紫癜

①造血系统疾病如再生障碍性贫血、骨髓瘤、白血病、恶性淋巴瘤、骨髓纤维化症、维生素 B_{12} 和叶酸缺乏症、阵发性睡眠血红蛋白尿、溶血性贫血等。

②药物如化疗药、抗生素类、奎宁类、磺胺类、解热镇痛剂、苯巴比妥类、抗结核药及利尿药等。

③感染如败血症、伤寒、斑疹伤寒、结核、猩红热等。

④其他如播散性血管内凝血、多次反复输血的溶血反应、血管瘤、脾功能亢进、心肺复苏及体外循环等。

191. 血小板减少性紫癜有哪些表现?

（1）急性型　多见于婴幼儿，多有病毒感染史，潜伏期 2 ~ 21 天。突然发病，可有畏寒、发热，皮肤和黏膜出现广泛的瘀点、瘀斑，扩大成大片状，甚至形成血疱、血肿，碰撞部位尤甚。内脏受累出现鼻出血、胃肠道及泌尿生殖道出血。颅内出血罕见，但较凶险。一般病程4~6周，大多有自限性，预后良好。部分病例反复发作后转为慢性。

（2）慢性型　主要见于成年女性，起病缓慢，症状相对较轻。月经过多常为首发症状和主要表现。皮肤和黏膜可见散在瘀点和瘀斑，血疱和血肿少见。可累及内脏任何器官。有时可见外伤或小手术后创口出血不止。长期反复大量出血可引起贫血、脾轻度大。病情常迁延半年以上，反复发作，发作间歇期可无任何症状。

192. 特发性血小板减少性紫癜病人脑出血如何处理?

特发性血小板减少性紫癜病人颅内出血，大的治疗原则同普通颅内出血，包括完全卧床，保持安静，保持呼吸道通畅，密切观察生命体征，如意识、血压、呼吸、心率、瞳孔等，同时降颅压，减轻颅内水肿，可应用甘露醇、高糖和糖皮质激素（如地塞米松），如不能进食，可应用鼻饲或静脉营养，以维持水、电解质平衡。

另外，特发性血小板减少性紫癜病人还可以进行以下治疗措施：

（1）血小板输注，10~16单位/次，必要时4~6小时重复一次。

（2）静脉大剂量丙种球蛋白输注，每天0.4克/千克，连续应用5天。

（3）颅内出血若威胁生命，可予以紧急切脾。

193. 如何治疗血小板减少性紫癜?

首先要鉴别血小板减少性紫癜的类型。

若为特发性急性血小板减少性紫癜，出血严重时应限制活动，避免外伤、浓缩血小板悬液输注、静脉滴注大剂量丙种球蛋白、激素。如有致命出血可同时切脾，血浆置换。

若为慢性血小板减少性紫癜，治疗可包括糖皮质激素、切脾，免疫抑制剂如长春新碱、环磷酰胺、丹那唑、环孢菌素A、骁悉等，也可试用中药治疗。

若为继发性血小板减少，则应去除诱因，纠正原发病为主，如停用可疑药物、控制感染等。其他治疗可酌情给予，如输血后紫癜、血栓性血小板减少性紫癜、Evans 综合征等，也可应用糖皮质激素、血浆置换、切脾等治疗手段。

194. 哪些血小板减少性紫癜病人需要行脾切除手术？

原发性血小板减少性紫癜治疗上首选糖皮质激素，当药物治疗失败时，病人满足以下情况，可考虑脾切除：

（1）治疗病程至少超过 6 个月。

（2）糖皮质激素治疗有反应但须较大剂量才能维持。

（3）严重出血危及生命（如早期颅内出血），药物不能控制时。

（4）对激素或免疫抑制剂的应用有禁忌者。

（5）骨髓增生良好、巨核细胞明显增多或合并有溶血，如 Evans 综合征等。

195. 血小板减少性紫癜患儿必须做骨髓穿刺吗？

儿童免疫功能还不十分健全，随着年龄的增长，儿童血小板减少性紫癜有一定的自限性，即不治疗自己也会逐渐好转。如果出血症状轻，不必积极处理，但出血症状较重时应积极治疗。血小板减少性紫癜治疗目标不必追求血小板计数达到正常水平，而是提高至安全水平，即（30 ~ 50）$\times 10^9$/L, 切忌治疗过度。

196. 血小板减少性紫癜的护理需要注意什么？

（1）出血的护理。仅有轻微的皮肤出血时，不需要特殊治疗，但要注意观察病情。若继续出血不止或出现其他部位和器官出血，就要到医院治疗。

（2）思想准备。慢性型病期较长，无论病人本人，还是家属都应做好充分的思想准备，做好细致的家庭内护理，使病人最大限度地减少由于疾病带来的生活上的不便。

（3）药物应用与护理。糖皮质激素治疗原发性血小板减少性紫癜虽然有效，但长期大量应用或突然停药会产生许多严重不良反应，所以必须严格在医生的指导和监督下用药，切不可自行增减或停用激素药，并在用药过程中随时观察有无以下反应。

①使用糖皮质激素治疗者，用药一段时间后往往食欲增强，注意饮食适当，不要过食，防止身体过于发胖。用药后，往往出现向心性肥胖、皮肤变薄、痤疮等外观的变化，但停药后，会慢慢恢复，对此要有心理准备。

②防止感染。用激素治疗后可诱发和加重感染，所以病人要采取措施，防止感染。已患感染性疾病者，如结核病等，要及时告知医生，以便同时采取抗感染等治疗措施，或必要时停用激素药。

③应用该药还可引起消化道溃疡和出血、高血压、糖尿病、骨质疏松、精神失常等副作用，患有以上疾病者，应慎用或禁用。用药过程中要注意观察有无以上疾病症状的出现。

④长期、连续用糖皮质激素的病人，如果减量过快或突然停药，会导致原发病复发或加重，还可引起许多不良反应。所以要严格按医生要求按时、按量用药。

197. 孕妇治疗血小板减少性紫癜该注意什么?

孕妇在治疗过程中需要注意的问题，孕妇禁止使用损害血小板的药物和检查。孕妇要避免外伤和感染，这二者会增加血小板的消耗。向医生陈述病史，在产前2周口服泼尼松，以提高血小板数量，阻断胎儿体内出血倾向，减少分娩时的出血量。孕妇分娩后要在医院住一段时间，让医生对母婴双方的病情进行观察和治疗。避免母乳喂养婴儿，以免母体的抗血小板抗体和药物经乳汁进入婴儿体内，而伤害婴儿。

198. 血小板减少性紫癜病人生活中要注意些什么?

血小板减少性紫癜是由于血小板减少而导致的一种血液性疾病，一旦患病给病人带来很大的痛苦，目前临床上还没有治疗血小板减少性紫癜的有效的方法，为了更好地控制病情，在治疗期间病人还要注意以下事项。

（1）减轻期间可以适当参与一些训练，如漫步、慢跑、打太极拳等，以增强体质，增强抗病能力。

（2）饮食要有规则，主副食应以高蛋白、高维生素为主，如小麦、玉米、小米、糯米、豆类、瘦肉、蛋类等。多吃新鲜蔬菜、水果，如橘子、红枣、菠菜、青椒、苋菜、白菜等。忌辛辣、油腻及不易消化的食物，戒烟、酒。

（3）尽可能避免运用能导致血小板削减的药物，如利福平、阿司匹林、奎宁、头孢菌素、洋地黄毒苷等。

（4）平时宜坚持心情舒畅，避免精力过度消耗。要保持个人卫生，避免各种感染，特别要注意避免外伤的发作。

另外，在治疗过程当中血小板减少性紫癜病人要多参加体育运动，对增强身体的抗病能力有一定的帮助，另外还要做好饮食的调理，这样才能使疾病的治疗效果达到最好。

199. 血小板减少性紫癜病人该如何饮食?

饮食以高蛋白、高维生素及易消化饮食为主，避免进食粗硬食物及油炸或有刺激的食物，以免形成口腔溃疡，乃至诱发消化道出血。

（1）发病较急，出血严重者需绝对卧床。缓解期应注意休息，避免过劳、外伤。

（2）慢性紫癜者，则可根据体力情况，适当进行锻炼。

（3）饮食宜软而细。如有消化道出血，应给予半流质或流质饮食，宜凉不宜热。

（4）脾虚可稍多进肉、蛋、禽等滋补品，但亦要注意不要过于温补。

（5）有热可多食用蔬菜、水果，喝绿豆汤、莲子粥等，忌食用发物如鱼、虾、蟹等。

200. 长期使用电脑对血小板减少性紫癜有影响吗?

长期使用电脑对血小板减少性紫癜没有影响，血小板减少性紫癜主要是血液方面的问题。原发性血小板减少性紫癜服用激素容易反复，应及时治疗。

201. 特发性血小板减少性紫癜病人怀孕会有危险吗?

特发性血小板减少性紫癜孕妇的流产率为 10% ~ 30%，分娩出血率为 5% ~ 8%，出血病死率约 1%。

特发性血小板减少性紫癜会对母婴带来较大危险，由于血小板少，孕妇有出血倾向，妊娠期易发生流产、胎盘早期剥离、胎死宫内，分娩时易造成产道损伤出血及血肿形成。产后出血率高于正常妊娠的5倍，严重者可发生颅内出血而死亡。因此，特发性血小板减少性紫癜病人尽量避免怀孕。

202. 伤风感冒会加重血小板减少性紫癜病的病情吗?

研究发现，病毒或细菌感染引起的感冒都可能导致不同程度的血小板减少，从而加重病情。病毒可改变血小板膜糖蛋白的结构，使其抗原性发生改变，形成自身抗体破坏血小板。病毒抗原吸附于血小板表面，与相应抗体结合，形成免疫复合物，沉积到血小板和巨核细胞上，导致血小板破坏，血小板寿命缩短。抗病毒抗体与血小板表面糖蛋白发生交叉反应，激活补体系统导致血小板的破坏。正是这些因素加重了血小板减少性紫癜的病情。

血友病

203. 什么是血友病？

血友病为一组遗传性凝血功能障碍的出血性疾病，其共同的特征是活性凝血活酶生成障碍，凝血时间延长，终身具有轻微创伤后出血倾向，重症病人没有明显外伤也可发生自发性出血。

204. 血友病有哪些分类？

（1）血友病 A（血友病甲）　即因子Ⅷ促凝成分缺乏症，也称 AGH 缺乏症，是一种性连锁隐性遗传疾病，女性传递，男性发病。

（2）血友病 B（血友病乙）　即因子Ⅸ缺乏症，又称 PTC 缺乏症、凝血活酶成分缺乏症，亦为性连锁隐性遗传，其发病数量较血友病 A 少。但本型中有出血症状的女性传递者比血友病 A 多见。

（3）血友病 C（血友病丙）　即Ⅸa 因子缺乏症，又称 PTA 缺乏症、凝血活酶前质缺乏症。为常染色体不完全隐性遗传，男女均可患病，是一种罕见的血友病。

205. 明确血友病应该做哪些检查？

（1）一般项目　血小板计数正常，束臂试验阴性，出血时间正常，血块回缩正常；凝血酶原时间正常，凝血酶时间正常，纤维蛋白原定量正常；凝血时间延长为本病的特征，但仅在 FⅧ:CAg 活性低于 1% ~ 2% 时才延长，> 4% 可正常。

（2）初筛试验　凝血酶原消耗试验（PCT）、白陶土部分凝血活酶时间（APTT，当Ⅷ、Ⅸ 的活性 30% 时，即可延长，可以检测轻型病例）、简易凝血活酶生成试验（STGT）有助于轻型和重型血友病 A、B 的诊断。

（3）确诊试验　可用 APTT、STGT、Biggs 凝血活酶生成（BiggsTGT）纠正试验来鉴定血友病类型。如凝血酶原消耗及凝血活酶生成试验不正常时，可做纠正试验。正常血浆经硫酸钡吸附后，尚含有 F Ⅷ、F Ⅺ；正常血清中含有 F Ⅸ、Ⅸ a 因子，因此如果病人血浆的部分凝血活酶时间仅被正常硫酸钡吸附血浆纠正时，为 F Ⅷ缺乏症；仅被正常血清纠正时，为 F Ⅸ缺乏症；如二者皆可纠正，则为Ⅸa 因子缺乏症。可将三者加以鉴别。

（4）F Ⅷ、F Ⅸ、Ⅸ a 因子活性测定　采用凝血酶原时间一期法，将已知有关因子缺乏的血浆作为基质血浆，加入兔脑浸出液、白陶土悬液、氯化钙及不同稀释度血浆或血清后，按凝固时间制成有关因子活性曲线后，对受检标本进行换算。

（5）F Ⅷ RAg 的测定　血友病 A 病人血浆中含量正常或增高。

（6）F Ⅷ CAg 的测定　在血友病 A 病人中，血浆Ⅷ：CAg 与Ⅷ：CAg 平行减少。

（7）VWFAg 的测定　血友病 A 病人正常或增高。

（8）基因诊断　血友病分子水平存在着显著的遗传异质性，基因诊断血友病是一种有效精确快速的方法，目前主要采用 PCR 进行基因分析。

（9）血友病 A 携带者及胎儿期的诊断和遗传咨询　大多数血友病 A 携带者血浆中因子Ⅷ：CAg 的水平仅为正常妇女平均值的 50%。近年来，大多数人认为检测Ⅷ：CAg 与Ⅷ R：Ag 的意义较大，70% ~ 98% 的携带者比值小于正常。在妊娠第 8 ~ 12 孕周，通过胎儿镜羊膜穿刺或绒毛取样，用放射免疫微量法测定Ⅷ R：Ag 及Ⅷ：CAg，可在产前诊断胎儿是否患血友病，以便考虑中止妊娠问题。近年来基因诊断技术的开展，目前已应用于对传递者及产前的检查。

206. 血友病有什么发病征兆吗?

由于每个凝血因子的基因都是一串复杂的序列，即使是同一种类型的血友病病人，相应基因也有所不同，因而其凝血因子的活性水平也不同，据此可将血友病病人分为重型、中型和轻型。

（1）轻度血友病病人的凝血因子活性程度为正常人的 6% ~ 25%，一般只在外科手术、拔牙或严重外伤后出血不止。关节出血较少。

（2）中度血友病病人的凝血因子活性程度为正常人的 3% ~ 6%，他们的出血常常由小创伤导致，例如运动损伤。关节出血一般在外伤后发生。

（3）重度血友病病人的血浆中所缺乏的凝血因子的活性程度达不到正常人的 3%，一个月内可出血数次，出血常常在没有明显原因的情况下发生，称为自发出血。关节出血很普遍。

血友病的征兆关节出血在血友病病人中是很常见的，最常出血的是膝关节、肘关节和踝关节。血液淤积到病人的关节腔后，会使关节活动受限，使其功能暂时丧失，例如膝关节出血后病人常常不能正常站立行走。淤积到关节腔中的血液常常需要数周时间才能逐渐被吸收，从而逐渐恢复功能，但如果关节反复出血则可导致滑膜炎和关节炎，造成关节畸形，使关节的功能很难恢复正常，因此很多血友病病人有不同程度的残疾。

血友病是血液系统疾病中比较严重的一种，目前血友病还不能得到彻底根治，得了血友病后病人会出现关节积血、肌肉出血和血肿以及血尿等，一旦身体出现了这些症状要及时去医院就诊，查明原因再做治疗。

207. 血友病有哪些临床表现?

（1）皮肤、黏膜出血　由于皮下组织、齿龈、舌、口腔黏膜等部位易于受伤，故为出血多发部位。幼儿多见于额部碰撞后出血或血肿，但皮肤、黏膜出血并非是本病的特点。

（2）关节积血　是血友病 A 病人常见的临床表现，常发生在创伤、行走过久、运动之后引起滑膜出血，多见于膝关节，其次为踝、髋、肘、肩、腕关节等处。

（3）肌肉出血和血肿　在重型血友病 A 常有发生，多在创伤/肌肉活动过久后发生，多见于用力的肌群。

（4）血尿　重型血友病 A 病人可出现镜下血尿或肉眼血尿，多无疼痛感，亦无外伤史。但若有输尿管血块形成则有肾绞痛的症状。

（5）假肿瘤囊肿（血友病性血囊肿）　可以发生在任何部位，多见于大腿、骨盆、小腿、足、手臂与手，也有时发生于眼。

（6）创伤或外科手术后出血　各种不同程度的创伤、小手术都可以引起持久而缓慢的渗血或出血。

（7）其他部位的出血　消化道出血可表现为呕血、黑便、血便或腹痛，多数病人存在原发病灶如胃、十二指肠溃疡；咯血多与肺结核、支气管扩张等原发病灶有关；鼻出血、舌下血肿通常是血友病 A 病人口腔内损伤所致；舌下血肿可致舌移位，若血肿向颈部发展，常致呼吸困难；颅内出血常是血友病病人的死因。

（8）由出血引起的压迫症状及其并发症　血肿压迫神经，可导致受压神经支配区域麻木、感觉丧失、剧痛、肌肉萎缩等；舌、口腔底部、扁桃体、咽后壁、前颈部出血，则可引起上呼吸道梗阻，导致呼吸困难，甚至窒息而死；局部血管受压迫，可引起组织坏死。

208. 血友病传男不传女吗?

血友病是一组遗传性出血性疾病，为伴 X 染色体隐性遗传。血友病绝大多数为男性，女性病人罕见。女性携带者与健康男性所生的男孩中 50% 为病人，女孩 50% 为携带者；而健康女性与男性携带者所生男孩 100% 健康，女孩 100% 是携带者；但女性携带者与男性拾者所生男孩中 50% 为病人，女孩中 50% 为病人，50% 是携带者。

209. 血友病能治愈吗?

替代治疗是目前唯一可有效治疗血友病病人出血的方法。对血友病病人越早开始治疗越好,最好在症状出现2小时内,不要等到体征出现才开始治疗。治疗越早,病人痛苦越小,凝血因子制品所需剂量越少,康复越快,花费越低。

对于没有出血的病人通过定期预防性输注凝血因子制品,使病人体内凝血因子(FⅧ:C/FⅨ:C)水平长期维持在0.01单位/毫升(1%)以上,以防止或减少出血的发生,使重型病人尽可能保持相对健康状态。

210. 血友病有哪些治疗方法?

(1)局部止血治疗 伤口小者局部加压5分钟以上;伤口大者,用纱布或棉球蘸正常人血浆或凝血酶、肾上腺素等敷于伤口,加压包扎。国外有人配制止血剂内含冷沉淀5毫升、氨基己酸750毫克、凝血酶50单位于生理盐水中,当口腔、皮肤、包皮损伤部位出血时,可外用止血,疗效较好。关节腔内出血时应减少活动,局部冷敷,当肿胀不再继续加重时改为热敷。

(2)替代疗法 是治疗血友病的有效方法,目的是将病人血浆因子水平提高到止血水平。当FⅧ:C水平达正常人的3%~5%时,病人一般不会有自发性出血,外伤或手术时才出血;但重型病人,出血频繁,需替代治疗。

①输血浆:为轻型血友病A、血友病B的首选治疗方法。但由于用量过多易致血容量过大,其应用受到限制。

②冷沉淀物冰冻(-20℃):冷沉淀制剂中,每袋含因子Ⅷ的活性平均为100单位,可使体内因子Ⅷ的血浆浓度提高到正常的50%以上。具有效力大而容量小的优点。室温下放置1小时,活性丧失50%,冷冻干燥存于-20℃以下可保存25天以上。适用于轻型和中型病人。

③因子Ⅷ、Ⅸ浓缩剂：为冻干制品，每单位因子Ⅷ、Ⅸ活性相当于 1 毫升正常人新鲜血浆内平均的活性。每瓶内含 200 单位，每千克体重注入 1 单位的因子Ⅷ，可使体内Ⅷ因子的活性升高 2%，但注入每 1 单位因子Ⅸ仅提高活性 0.5% ~ 1%。因子Ⅷ及Ⅸ在循环中的半衰期短，必须每 12 小时补充 1 次，以维持较高因子水平，控制出血。

④凝血酶原复合物（PPSB）：每瓶 200 单位，适用于血友病 B。

⑤重组 FⅧ的替代治疗。优点是不受病毒污染，药代动力学试验表明其与血浆 FⅧ的生物半衰期极其相似，从 1987 年始，已试用于临床，与血浆 FⅧ作用相同，亦无明显的毒副作用。

211. 血友病病人的应急措施有哪些？

（1）尽量避免手术或外伤。

（2）局部压迫或冷敷止血，也可贴敷新鲜血浆浸膏。

（3）药物进行局部使用可达局部止血作用。

（4）有新鲜血肿或关节积血时，应卧床休息，减少活动。

（5）出血严重或持续不止时，应送往医院输新鲜全血或血浆及其他制品。

212. 血友病病人在生活中要注意什么？

血友病病人正确的护理方法很重要，其不仅有利于缓解疾病所带来的痛苦，还可以在某些方面上增强病人战胜疾病的自信心。

（1）坚持每天做适当的运动　血友病病人应尽量避免剧烈运动，但是，不运动也是对血友病病人有极大的危害，因此把这条放在第一位。科学也表明，运动锻炼可以增加体内凝血因子的含量。最适合血友病病人的运动就是游泳了。此外，其他小强度的运动也可参加，如自行车、走路等。

（2）良好的生活习惯　自幼养成安静生活习惯，以减少和避免外伤出血，切勿过度劳累。注意保暖，避免外感风寒。

（3）注意健康的饮食　饮食健康规律，勿暴饮暴食，少食或尽量不食辛辣刺激之品及硬质食物。血友病病人最好多吃一些补血的食物。

（4）保持健康的情趣　血友病病人经常会产生被孤立、孤独等感觉，会产生对自己厌恶、悲观等情绪。应该要给予病人精神安慰，树立战胜疾病的信心。

213. 在家中应如何护理血友病病人?

（1）病人及亲属要对该病有充分的思想认识，亲属要给予病人足够的关心和爱护，病人自己要树立自信、自立、自强的生活观念，做好自我护理，最大限度地减少疾病发作和提高生活质量。

（2）出血的预防和护理

①出血的预防和护理要特别注意避免创伤。到医院看病时，要向医生、护士讲明病情，尽可能避免肌内注射。家庭内做好各种安全防范，尽量避免使用锐器，如针、剪、刀等。

②平时在无出血的情况下，进行适当的运动，对减少该病复发有利。但有活动性出血时要限制活动，以免加重出血。

③关节出血时，应卧床，用夹板固定肢体，放于功能位置，限制运动，可局部冷敷和用弹力绷带缠扎。关节出血停止，肿痛消失后，可做适当的关节活动，避免关节畸形和僵硬。

（3）出血量较大导致贫血者，要加强贫血的护理。

214. 血友病的预防方法有哪些?

（1）避免对病人进行静脉注射及肌内注射。

（2）因本病属一种遗传性疾病，故要使病人本人及家属懂得优生优育的道理。若产前羊膜穿刺确诊为血友病，应终止妊娠，以减少血友病患儿的出生率。

（3）一旦由外伤或其他原因引起出血，要及时处置，这样引起的并发症、后遗症都较轻。

（4）若需手术，必须在手术前按血浆Ⅷ：C水平及手术大小、部位把Ⅷ因子提到替代治疗效果。

（5）禁服使血小板聚集受抑制的药物，如阿司匹林、保泰松、潘生丁和前列腺素 E 等。

215. 如何防止血友病复发？

（1）尽量消除出血的诱发因素　虽然血友病病人存在出血倾向，但是一些诱发因素可以导致或加重病人出血，如过度劳累或跌、摔、碰及扭伤等外力引起局部或者是内脏出血；手术、拔牙、注射、针刺等治疗也可引起出血；饮食不当。

（2）不要隐瞒病情　隐瞒病情容易导致延误治疗。在生活中，病人或患儿的亲人有必要向其所在幼儿园、学校或者是工作单位说明病情、出血的处理及有关的防护知识，以便家庭与这些单位共同照顾和关注病人。病人及其家属应该牢记：无论在何时、因何种疾病就诊，都不要忽视向诊治的医护人员说明血友病的实情，以提示选择应用安全合理的诊疗手段，防止意外出血。

（3）避免过度疲劳和外伤　对于血友病患儿应有约束地去活动，不宜进行爬高、蹦跳、踢球、长跑等激烈运动。生活起居要有规律，保证充足的睡眠，即使节假天也不要因贪图快乐而熬夜劳神，以避免过度劳累而引发出血。

（4）禁忌应用阿司匹林　在任何情况下都不要应用含有阿司匹林（化学名为乙酰水杨酸）的药物，这种药物可以阻止血小板聚集，阻止血栓形成；损伤胃黏膜，引起出血。

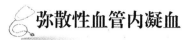 **弥散性血管内凝血**

216. 什么是弥散性血管内凝血?

弥散性血管内凝血（DIC）是指在某些致病因子作用下凝血因子和血小板被激活，大量可溶性促凝物质入血，从而引起一个以凝血功能失常为主要特征的病理过程（或病理综合征）。在微循环中形成大量微血栓，同时大量消耗凝血因子和血小板，继发性纤维蛋白溶解（纤溶）过程加强，导致出血、休克、器官功能障碍和贫血等临床表现的出现。

217. 引起弥散性血管内凝血的原因是什么?

引起 DIC 的病因有很多，如感染、恶性肿瘤、血液病、产科意外、严重创伤及手术等，见下表。

引起 DIC 的主要疾病

	主要疾病
感染性疾病	革兰阴性或阳性菌感染、病毒性肝炎、流行性出血热等
肿瘤性疾病	转移癌、肉瘤等
血液性疾病	急慢性白血病、淋巴瘤、溶血性疾病等
病例产科	感染流产、死胎滞留、葡萄胎、妊高征、羊水栓塞、胎盘早剥等
创伤及手术	严重软组织损伤、挤压伤综合征、颅脑外伤、大面积烧伤、大手术等
其他	毒蛇咬伤、低温、中暑及恶性高热等

218. DIC 是如何分类及各类型表现如何?

DIC 的分类及各类型的表现见下表。

DIC 的分类及各类型表现

	基本特点	表现
急性 DIC	在几小时或 1~2 天发生，病情凶险，进展迅速；症状明显，以休克和出血为主	败血症休克、异型输血、移植后急性排斥反应等
亚急性 DIC	在数天到几周内逐渐发生	恶性肿瘤转移、宫内死胎等
慢性 DIC	病程可达数月至数年，症状轻微，轻度出血，少见休克，以器官功能障碍为主	恶性肿瘤、胶原病、溶血性贫血等

219. DIC 是怎么分期的？

DIC 通常分为三期，即高凝期、消耗性低凝期和继发性纤溶亢进期，见下表。

DIC 的分期

	基本特点	表现
高凝期	凝血系统被激活，血中凝血酶量增多，导致微	血栓形成血液处于高凝状态
消耗性低凝期	凝血因子和血小板因消耗而减少，继发纤维蛋白原减少，纤溶过程逐渐加强	出血
继发性纤溶亢进期	纤溶系统异常活跃，纤维蛋白降解产物形成且具有很强的抗凝作用	出血十分明显

220. 得了 DIC，有什么症状？

DIC 的临床表现复杂多样，与基础疾病有关。但主要表现是出血、休克、器官功能障碍和贫血。

221. DIC 的一般诊断标准是什么？

（1）存在易于引起 DIC 的基础疾病，如感染、恶性肿瘤、大型手术及创伤等。

（2）有下列两项以上的临床表现。

①多发性出血倾向。

②不易以原发病解释的微循环衰竭或休克。

③多发性微血管栓塞症状、体征，如皮肤、皮下、黏膜栓塞坏死及早期出现的肾、肺、脑等脏器功能不全。

④抗凝治疗有效。

222. 得了 DIC 应该如何治疗?

DIC 死亡率为 50% ~ 80%，可因同基础疾病而差异。控制原发病是 DIC 治疗的关键。

（1）防治原发病　预防和去除引起 DIC 的病因是防治 DIC 的根本措施，例如控制感染，去除死胎或滞留胎盘等。某些轻度 DIC，只要及时去除病因，病情即可迅速恢复。

（2）替代治疗　病人如有明显出血或消耗性低凝期和继发纤溶期，血小板数、纤维蛋白原及凝血因子水平均降低，应适当补充凝血因子，输注新鲜冰冻血浆、浓缩血小板悬液或新鲜全血或凝血酶原复合物。推荐剂量 8 单位血小板浓缩物、8 单位冷沉淀、2 单位新鲜冰冻血浆，每 8 小时根据血小板数、纤维蛋白原、APTT、PT、输入的容量而调整替代治疗剂量。

（3）肝素治疗　尽管在 DIC 治疗上使用肝素已有较长历史，但对肝素的使用仍有较大争议。目前一般认为肝素使用指征为:

①持续出血、经替代治疗血小板和凝血因子不上升。

②证实有纤维蛋白的沉积，如皮肤坏死、暴发性紫癜、肢端缺血或静脉血栓栓塞。

③对下列疾病一般认为肝素治疗有效：死胎滞留伴低纤维蛋白原血症诱导分娩前，流产、血型不合输血诱发 DIC 等。目前推荐的普通肝素计量为每小时 5 ~ 10 单位 / 千克。出血倾向明显者可采用低分子量肝素每 12 小时 30 ~ 50 抗 XaU/ 千克 1 次皮下注射。

（4）纤溶抑制物　纤溶抑制物阻断 DIC 的代偿机制、妨碍组织灌注，阻止血块溶解的同时，常带来肾损害，近年来不主张应用。在纤溶过盛及危及生命出血时，推荐剂量氨甲环酸 100 ~ 200 毫克 / 次，每天 2 ~ 3 次静脉输注。因氨甲环酸尿路中浓度高，易因血块形成梗阻尿路，故 DIC 伴有血尿或尿道手术后慎用。24 小时临床不改善，不建议继续应用。

多发性骨髓瘤

典型表现

    贫血、肾功能不全、感染、骨破坏相关的。临床上常见有头晕、乏力，骨痛、病理性骨折，肾功能不全带来的恶心、呕吐等消化道症状及常见的高钾血症、高钙血症等电解质异常等。

223. 多发性骨髓瘤是个什么样的疾病？

骨髓瘤（又称浆细胞瘤）是起源于骨髓中浆细胞的恶性肿瘤，是一种较常见的恶性肿瘤。有单发性和多发性之分，以后者多见。多发性骨髓瘤又称细胞骨髓瘤（MM），是由具有合成和分泌免疫球蛋白的浆细胞发生恶变，大量单克隆的恶性浆细胞增生引起易累及软组织，晚期可有广泛性转移，但少有肺转移。较多见于脊，占脊柱原发肿瘤的 10%，以腰椎部多见。好发年龄多在 40 岁以上，男性与女性之比约 2：1。多发于 40 岁以上的男性，好发部位依次为脊椎、肋骨、颅骨、胸骨等。

224. 出现什么表现时，怀疑可能得了骨髓瘤？

多发性骨髓瘤的常见症状是与贫血、肾功能不全、感染、骨破坏相关的。临床上常见有头晕、乏力，骨痛、病理性骨折，肾功能不全带来的恶心、呕吐等消化道症状及常见的高钾血症、高钙血症等电解质异常等。

225. 多发性骨髓瘤能够治愈吗？

目前认为，多发性骨髓瘤是无法彻底治愈的。治疗的目标是减少或延缓并发症的发生、降低病人痛苦、延长病人生存期，让病人能高质量的带瘤生存。

226. 多发性骨髓瘤诊断时需要做哪些检查?

临床上怀疑多发性骨髓瘤诊断时需要行血常规、肝肾功、电解质、免疫球蛋白 + 轻链、β_2 微球蛋白、骨穿 + 活检等多项检查。

227. 多发性骨髓瘤的主要诊断依据是什么?

多发性骨髓瘤的主要诊断依据是有单克隆性浆细胞异常增生的证据及因其分泌单克隆免疫球蛋白(M 蛋白)而导致的相关器官或组织损伤(ROTI)。

228. 常见多发性骨髓瘤可分为哪几种?

多发性骨髓瘤可分为 IgG、IgM、IgA、IgD、IgE、轻链型及不分泌型。临床上以 IgG、IgA 及轻链型多见。

229. 多发性骨髓瘤的主要监测指标有哪些?

根据目前常用的 D-S 分期标准及国际分期体系,常用的多发性骨髓瘤的监测指标有 Hb、血清钙、免疫球蛋白、肾功、β_2 微球蛋白及清蛋白。

230. 所有骨髓瘤病人都需要治疗吗?

并非所有骨髓瘤病人都需要治疗,无症状骨髓瘤或 D-S 分期为 I 期的病人不建议化疗,建议动态监测相关指标,直至出现症状再治疗。

231. 骨髓瘤病人应该治疗多长时间?

建议终身治疗,方法包括口服及静脉用药治疗。

232. 骨髓瘤治疗的常用方案大概的治疗费用是怎样的?

骨髓瘤常用的方案有常规方案及包含靶向治疗药物(蛋白酶体抑制剂)的方案,前者每疗程的治疗费用大概 5000～8000 元,后者费用较高,每疗程费用 30 000～40 000 元。当然,花费的多少直接与病人的病情严重性、并发症的多少有关。

233. 骨髓瘤的疗效是怎么评价的?

骨髓瘤的疗效标准有 EBMT 和 IMWG 两种标准。其中 EBMT 标准中有 CR(完全缓解)、PR(部分缓解)、MR(微小缓解)、NC(无变化)、平台期、CR 后复发、PD(疾病进展)7 中疗效评价。IMWG 标准中有 Scr(严格意义上的 CR)、CR、PR、SD(疾病稳定)、PD、临床复发 6 种疗效评估。

234. 多发性骨髓瘤的生存期有多长时间?

多发性骨髓瘤病人有高度的个体差异,中位生存期为 3～4 年,少数病人可存活 10 年以上。

235. 影响多发性骨髓瘤预后的因素有哪些?

影响多发性骨髓瘤预后的因素有年龄、C 反应蛋白、骨髓浆细胞比例、D-S 分期情况、ISS 分期。

236. 骨髓瘤病人的家庭护理要注意什么?

（1）注意休息　一般病人可适当活动，过度限制运动能促进病人继发感染和骨质疏松，但绝不可剧烈活动，应避免负载过重，防止跌、碰伤，视具体情况使用腰围、夹板，但要防止由此引起血液循环不良。如病人因久病消耗，机体免疫功能降低，易发生并发症时，应卧床休息，减少活动。有骨质破坏时，应绝对卧床休息，以防止引起病理性骨折。为防止病理性骨折，应给病人睡硬板床，忌用弹性床。保持病人舒适的卧位，避免受伤，特别是坠床受伤。对肢体活动不便的老年卧床病人，应定时协助翻身，动作要轻柔，以免造成骨折。受压处皮肤应给予温热毛巾按摩或理疗，保持床铺干燥平整，防止褥疮发生。

（2）饮食护理　给予高热量、高蛋白、富含维生素、易消化的饮食。肾功能不全的病人，应给予低钠、低蛋白或麦淀粉饮食，以减轻肾负担。如有高尿酸血症及高钙血症时，应鼓励病人多饮水，每天尿量保持在2000 毫升以上，以预防或减轻高钙血症和高尿酸血症。

（3）口腔护理　肾功能损害的病人，因代谢物积累过多，部分废物进呼吸道排出而产生口臭，影响病人食欲，应做好口腔护理，并给予 0.05% 的洗必泰液和 4% 的碳酸氢钠液交替漱口，预防细菌和真菌感染。

（4）疼痛护理　随着病情进展，骨痛症状难以缓解，骨痛程度轻重不一，主要发生于富含红骨髓的骨骼，如肋骨、胸骨等。神经根可因受压而出现神经痛。要关心体贴病人，尽量减轻病人痛苦。尤其对病人因身体活动时引起的疼痛，应密切观察，细心护理。按医嘱给予适量的镇静止痛药，必要时可给予度冷丁、吗啡等镇痛药。也可进行局部放射治疗，以减轻症状。神经性疼痛的病人可给予相应的局部封闭或理疗。

（5）贫血护理 观察贫血的症状和判断贫血程度，给予相应的护理。

（6）预防感染 本病以呼吸道感染和肺炎为多见，其次是泌尿道感染，故应保持病室清洁空气，温湿度适宜，避免受凉和防止交叉感染，协助病人经常更换体位，及时排痰；鼓励水化利尿。

（7）化疗护理 化疗期间病人应多饮水，每天入液量不少于3000毫升，并碱化尿液，准确记录液量，维持水、电解质平衡。

（8）心理护理 疏导病人说出自己的忧虑，加倍地给予关爱和照顾，尽力缓和病人的精神压力，帮助病人正视现实，摆脱恐惧，情绪平稳。

237. 多发性骨髓瘤病人饮食上应该注意什么？

（1）供给充足的热量和蛋白质，维持机体氮平衡。饮食中应多摄取优质蛋白质的食物，如牛奶、酸奶、鸡蛋、鱼虾、家禽、豆制品等，一天三餐交替食用。另外，主食如米、面及杂粮外，还可适量多食蜂蜜、糖等，以补充热量。

（2）多进食含维生素C，丰富的新鲜蔬菜和水果，如油菜、鲜雪里红、小白菜、西红柿、山楂、红枣、刺梨、猕猴桃等。

（3）采用含维生素A丰富的食物，如蛋黄、动物肝（猪、羊、鸡等）、胡萝卜、莴笋叶、油菜、白薯等。维生素A的主要功能是维持上皮组织正常结构，刺激机体免疫系统，调动机体抗癌的积极性，抵御致病物质侵入机体。

（4）多选用增加免疫功能的食物，如香菇、蘑菇、大枣、桂圆、薏米、黑木耳、银耳等。

（5）选择具有抗肿瘤作用的食物，如荠菜、红薯、黄花菜、花椰菜、甲鱼、薏米仁、胡萝卜等，这些食物能提高巨噬细胞吞噬癌细胞的活力，对抗癌有利。

（6）避免进食不易消化及带刺激性的食物，如油煎、炸食品以及芥末、胡椒等。采用少食多餐，注意菜肴的色、香、味调配。刺激病人的食欲。膳食的烹调方法，宜采用蒸、煮、烩、炖的烹饪方法，以利消化吸收。

造血干细胞移植

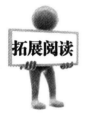

拓展阅读

    造血干细胞移植（hSCT）是通过大剂量放、化疗预处理，清除患者体内的肿瘤或异常细胞，再将自体或异体造血干细胞移植给患者，使患者重建正常造血及免疫系统。目前广泛应用于恶性血液病、非恶性难治性血液病、遗传性疾病和某些实体瘤治疗，并获得了较好的疗效。

本章问题由 白庆咸 医生回答

238. 什么是造血干细胞？

造血干细胞由胚胎期内胚层卵黄囊细胞发育而来，出生后主要定位于骨髓，它是所有血细胞的最原始的起源细胞，具有高度自我更新、自我复制能力以及进一步分化为各系成熟血细胞（白细胞、红细胞及血小板）的能力，维持正常人的终身造血。

239. 什么是异体造血干细胞移植？

异基因造血干细胞移植指将正常供者的造血干细胞通过静脉或动脉输入经放、化疗及免疫抑制预处理后的病人体内，重建造血、重建免疫，以治疗一些恶性血液病（如白血病、淋巴瘤）及难治性血液病（如重症再生障碍性贫血）。

异基因造血干细胞移植不同于其他实体器官组织移植，它不仅是造血细胞的植入，也是随之分化而来的免疫细胞的植入。因此，存在着供受者双方免疫细胞的相互攻击，即双向排斥，受者抗移植物（HVG）及移植物抗宿主（GVH）。由于移植前应用强的免疫抑制治疗，亲缘同胞供者的移植主要以 GVH 为主，但在非血缘或 HLA 位点不全相合的移植中，供受者间的 HVG 及 GVH 反应均是需高度重视的并发症。

240. 如何获取造血干细胞？

正常成人的造血干细胞位于扁状骨（如颅骨、肋骨及骨盆骨）的红骨髓内。骨髓采集多在髂骨前、髂骨后采集，量为 1000 ~ 2000 毫升。采集时需行麻醉减轻疼痛，同时会回输事先储存的供者血液保证安全。后来发现通过注射粒细胞刺激因子可将造血干细胞动员入外周血，然后应用血细胞分离机通过外周静脉循环采集，量为 100 ~ 200 毫升。采集外周血干细胞可明显减轻供者的风险，所以是目前应用较广的干细胞采集方式。脐带血干细胞是在新生儿娩出后断脐采集脐带、胎盘血，量为 70 ~ 100 毫升。

241. 异体造血干细胞移植可以治疗哪些血液病?

造血干细胞移植已广泛用于恶性血液病的治疗，其疗效已大为提高，是一些恶性血液病如难治性急性白血病、恶性淋巴瘤及高危多发性骨髓瘤唯一的根治办法。除此之外，一些实体瘤及非恶性疾病如重症再生障碍性贫血，也可应用造血干细胞移植治疗。

242. 异体造血干细胞移植的原理为何?

对一些非恶性血液病（如再生障碍性贫血、先天性联合免疫缺陷病等），主要通过移植后重建造血、重建免疫实行替代治疗。而对恶性血液病，除了移植前强烈的放、化疗预处理，尽可能多地杀伤肿瘤细胞，移植后免疫重建产生的移植物抗肿瘤或白血病作用是最有效的过继性免疫治疗模式，这是一种肿瘤治疗的新理念。

243. 造血干细胞移植有哪些类型?

依造血干细胞来源不同，可分为骨髓移植、外周血干细胞移植和脐带血移植，由于骨髓移植是最早开始的移植方式，现仍习惯以骨髓移植代称造血干细胞移植。

244. 异体造血干细胞移植有年龄限制吗？

传统的异基因造血干细胞移植由于移植前放、化疗预处理方案较强，故年龄限制在 50 岁以内。后来由于预处理方案的改进，只要病人体质情况可以耐受、年龄在 70 岁以内，也有希望从移植中获益。

245. 捐献造血干细胞对供者有损伤吗？捐献者需做哪些准备？

由于造血干细胞具有自我更新能力，捐献 2 周后即可恢复，是一种无损捐献。经 HLA 组织配型确认为合时的供者后，捐献前需在医院查体评估身体状况。

246. 血型不合对移植有影响吗？

造血干细胞移植中 ABO 血型系统是非重要的移植抗原，ABO 血型不合不影响造血干细胞的植活或排斥，不影响 GVHD 的发病率及严重程度，因此血型不合并非造血干细胞移植的障碍，移植后病人血型会变更为供者型。

247. 造血干细胞移植的风险有哪些？

造血干细胞移植的风险主要由于移植前的化疗及放疗预处理造成的骨髓抑制和脏器损害。移植后最大的风险或并发症为急、慢性移植物抗宿主病。

248. 造血干细胞移植的疗效如何？是否可完全治愈?

异基因造血干细胞移植的疗效取决于多方面的因素，包括疾病类型、治疗时机、移植方式及移植并发症的控制。对难治性白血病病人异基因造血干细胞移植，目前仍为唯一能够治愈的手段。

骨髓穿刺

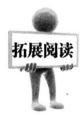

拓展阅读

骨髓穿刺术是采集骨髓液的一种常用诊断技术，临床上骨髓穿刺液常用于血细胞形态学检查，也可用于造血干细胞培养、细胞遗传学分析及病原生物学检查等，以协助临床诊断、观察疗效和判断预后等。

249. 哪些病人需要做骨髓穿刺检查?

（1）不明原因的红细胞、白细胞、血小板数量增多、减少及形态学异常。

（2）不明原因发热需行骨髓细菌培养以及某些寄生虫病需骨髓涂片寻找原虫者。

（3）原因不明的肝、脾、淋巴结肿大。

（4）怀疑有恶性肿瘤骨髓转移者。

250. 哪些病人不适宜做骨髓穿刺?

（1）血友病病人禁做骨髓穿刺。

（2）有严重心血管疾病的病人应慎重。

251. 哪些病依赖于骨髓穿刺确诊?

再生障碍性贫血、白血病、骨髓增生异常综合征、骨髓纤维化等。

252. 骨髓穿刺在哪里进行?

常用的穿刺部位依次为髂后上棘、髂前上棘及胸骨。

253. 抽取骨髓是否会对身体产生影响?

骨髓穿刺检查是为了诊断的需要，用穿刺针穿入骨髓腔，抽取少量骨髓以便做化验用。有些病人误以为骨髓穿刺检查抽取骨髓液会损害人体的精髓、伤及元气，不愿进行检查，实际上骨髓检查所需的骨髓液是极少量的，一般为 0.1 毫升左右，而人体正常的骨髓液总量约为 260 毫升，并且身体内每天会有大量的骨髓细胞再生。

这里要说明，捐献骨髓不会影响人的身体健康。许多人认为捐献骨髓是抽取脊髓，这完全是一种误解。骨髓移植需要的是人体内的红骨髓——造血干细胞。一名供髓者提供不足 10 克的骨髓造血干细胞就能挽救一名白血病病人的生命。因此，不会减弱供髓者的免疫功能和造血能力。骨髓是再生能力很强的组织，一般健康者捐献造血干细胞后在 10 天左右即可补足所捐的干细胞。

254. 做骨髓穿刺检查是不是很疼？

骨髓穿刺操作一般需要在局部麻醉下进行，不会损伤大的神经和血管，因此不会造成大出血或神经肌肉麻痹等后果。骨髓穿刺检查时，医生会严格进行消毒，不会引起骨髓炎。骨髓检查操作很简单，一般骨髓穿刺全过程也不过几分钟，部分病人在抽取骨髓液的瞬间有酸痛感外，基本感觉不到什么痛苦，甚至不如一般静脉注射带来的痛苦多，骨髓穿刺结束后一般按压 3 ～ 5 分钟就可以起床活动。

255. 骨髓穿刺检查有没有危险？

骨髓穿刺检查没有危险，也不会留下后遗症。有些血液病，不做此项检查就难以确诊。如果病情需要，应该毫不犹豫地去做。医院血液科的医生均能熟练进行此项操作，最大限度地减少病人的痛苦。